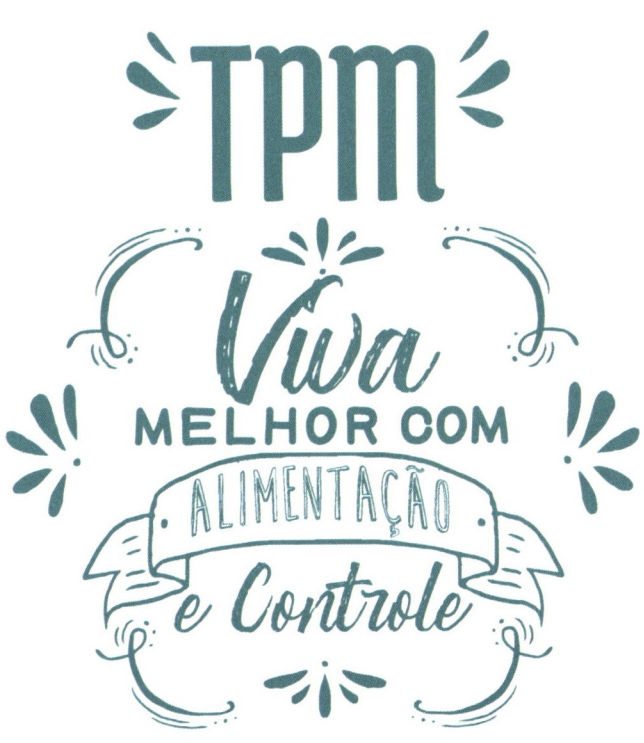

Dra. Roseli Rossi

TPM
Viva melhor com alimentação e Controle

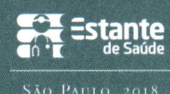

São Paulo, 2018

TPM: viva melhor com alimentação e controle
Copyright © 2018 by Roseli Rossi
Copyright © 2018 by Novo Século Editora Ltda.

COORDENAÇÃO EDITORIAL: Nair Ferraz
COPIDESQUE: Caroline Marino
PREPARAÇÃO: Equipe Novo Século
REVISÃO: Luiz Alberto Galdini
CAPA: Dimitry Uziel
PROJETO GRÁFICO: Nair Ferraz
FOTOS DAS RECEITAS: Roseli Rossi

EDITORIAL
João Paulo Putini • Nair Ferraz • Rebeca Lacerda
Renata de Mello do Vale • Vitor Donofrio

AQUISIÇÕES
Renata de Mello do Vale

Texto de acordo com as normas do Novo Acordo Ortográfico da Língua Portuguesa (1990), em vigor desde 1º de janeiro de 2009.

Dados Internacionais de Catalogação na Publicação (CIP)

Rossi, Roseli Dra.
TPM: viva melhor com alimentação e controle / Dra. Roseli Rossi. - Barueri, SP: Novo Século Editora, 2018.

1. Síndrome pré-menstrual - Obras populares 2. Saúde 3. Bem-estar I. Título.

18-0402   CDD-641.563

Índice para catálogo sistemático:
1. Síndrome pré-menstrual - obras populares

NOVO SÉCULO EDITORA LTDA.
Alameda Araguaia, 2190 – Bloco A – 11º andar – Conjunto 1111
CEP 06455-000 – Alphaville Industrial, Barueri – SP – Brasil
Tel.: (11) 3699-7107 | Fax: (11) 3699-7323
www.gruponovoseculo.com.br | atendimento@novoseculo.com.br

novo século®

Dedicatória

A toda minha família, pelo apoio, respeito e compreensão do meu trabalho. A minha mãe que me apresentou os primeiros ensinamentos da arte de cozinhar, o que foi determinante na minha busca por conhecimento e na especialização nos estudos da Nutrição e fazer dela a minha profissão.

Ao meu marido que sempre esteve ao meu lado, acreditando na importância do meu trabalho, estimulando e fazendo todos os meus sonhos se tornarem realidade.

As minhas filhas e netos, que permitem que minha atenção e tempo sejam compartilhados ao trabalho e me transmitem toda a energia para conciliar tudo.

E a ciência da Nutrição que me envolve, fascina e gratifica cada vez mais, na prática diária de permitir melhorar a qualidade de vida das pessoas.

Agradecimentos

A Deus por ter me dado a vida, saúde e sabedoria para poder ter tudo que conquistei até o momento. Por estar sempre presente nos momentos mais difíceis, por me ensinar a superar e me fortalecer.

Aos meus professores e colegas que me ensinam cada dia mais sobre o quanto a Nutrição pode ajudar a manter ou recuperar o bem-estar, a vitalidade e a saúde física e mental das pessoas.

E aos meus pacientes que acreditam no meu trabalho, que também me ensinam muito, e quando me transmitem muita energia, carinho, confiança e me estimulam cada vez mais a me aprimorar e me tornar uma profissional e um ser humano melhor a cada nascer do sol.

Sumário

Capítulo 1 Licença para "sair do controle" • 11
Capítulo 2 O que está por trás da TPM • 25
Capítulo 3 O que diz a história • 33
Capítulo 4 Rota de fuga... Ufa! • 39
Capítulo 5 Fitoterapia: 10 plantas que podem acabar com a TPM • 61
Capítulo 6 De bem com a vida o mês inteiro • 71
Tabelas nutricionais • 79
Referências bibliográficas • 89
Receitas Sucos, shakes e vitaminas • 97
Receitas Saladas • 105
Receitas Sopas • 111
Receitas Frango • 117
Receitas Peixes • 125
Receitas Carne vermelha • 135
Receitas Cereais e tubérculos • 147
Receitas Sanduíches • 157
Receitas Pão e patês • 165
Receitas Sobremesas • 173
Receitas Chás e infusões • 185

CAPÍTULO 1

Licença para "sair do controle"

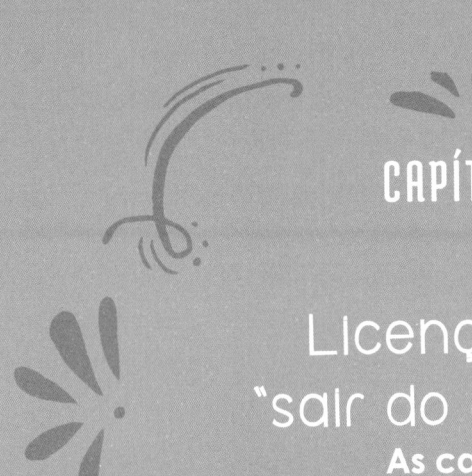

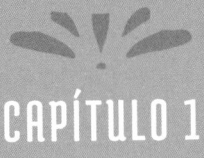

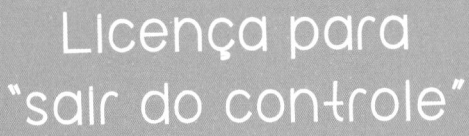

As causas e os sintomas da tão temida TPM

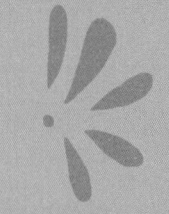

Era para ser uma segunda-feira como as outras. Mas, assim que o despertador tocou – três vezes, ao menos – você percebe que algo não está tão bem como nos outros dias. Levanta, toma um café preto para despertar melhor, experimenta mais de três calças, até achar uma que feche direito na cintura e sai. No caminho ao escritório, xinga um estranho no trânsito: "Como pode dirigir tão lentamente?!", questiona-se alto, enquanto tenta encontrar uma rádio que toque uma música boa nesse dia de cão. E se emociona ao ver um casal de velhinhos atravessando a rua de mãos dadas. "Ah, como é lindo envelhecer com quem se ama!"

Mal coloca os pés no trabalho, vem aquela cólica chata e a vontade incontrolável de comer doces – qualquer doce. E, claro, sempre junto com alguém inconveniente que pergunta: "Que cara é essa, está de mau humor? Ah, só pode ser a TPM". A vontade oscila entre chorar e xingar – mas você não consegue decidir e prefere sorrir com o canto dos lábios, sem ao menos mostrar os dentes.

Sim, é a TPM, a chamada Tensão Pré-Menstrual, capaz de causar transtornos por dias a fio na vida de uma mulher e também nas pessoas que estiverem ao seu lado nesses momentos. A tensão é tão forte que pode causar alterações nas atividades diárias, assim como descrito acima, com sintomas físicos e emocionais.

No comportamento, pode causar depressão, agressividade, irritabilidade, ansiedade, confusão mental, isolamento, choro excessivo, medos sem sentido, perda ou aumento do desejo sexual e compulsão por doces, massas, pães ou qualquer carboidrato que aparecer. No corpo, dor nos seios, inchaço abdominal e nos pés e pernas, cansaço, constipação ou diarreia, e dores nas costas. Não é nada fácil.

Claro que os sintomas e o grau de intensidade variam de mulher para mulher, a questão é que a maioria sofre ao menos com uma das manifestações da TPM. Alguns estudos indicam, por exemplo, que mais de 80% das mulheres reclamam de irritação, depressão e ansiedade nos dias que precedem a menstruação. Não é *mimimi*. Não é engraçado. É coisa séria e precisa da devida atenção – e compreensão – de quem está perto. A síndrome atinge mulheres em fase reprodutiva e ocorre regularmente após ovulação, com o desaparecimento ou redução dos sintomas assim que o sangramento menstrual vai embora.

As faces do mal (ops, da TPM)

Como há mais de 150 sintomas atribuídos à TPM (sim, isso mesmo!), ainda não se chegou ao consenso exato de sua definição. A única certeza é de que há diversos subtipos desse distúrbio, cada um com sua gravidade e sustentados por um complexo conjunto de fatores biológicos, psicológicos e ambientais. Há quem diga que a TPM faz parte do grupo de transtornos do humor com sintomas da linha da depressão leve ou atípica. Mas, calma, ela está muito mais ligada à ciclicidade e à periodicidade, vinculada temporalmente à menstruação, do que na sintomatologia propriamente dita. E há caminhos para driblá-la. Já falaremos sobre isso. O primeiro passo para se livrar de uma vez por todas da TPM é descobri qual o seu tipo de tensão.

Assim como nenhuma mulher é igual a outra, em cada uma a síndrome atua a sua maneira. Pode ser a dramática oscilação de humor; pode ser o choro fácil ao assistir até mesmo um comercial de manteiga; pode ser aquele cansaço que impede de encontrar os amigos ou o namorado. Ou, ainda, tudo isso misturado com uma dose extra de vontade de comer uma bomba de chocolate gigante logo no café da manhã. A TPM pode ser classificada em quatro tipos, de acordo com a predominância dos sintomas. Isso não é uma regra, pois a mesma mulher pode apresentar os sintomas de um ou mais tipos, mas conseguir entender porque nem todas as manhãs são fáceis ajuda um bocado – e é a prova de que algo realmente acontece no corpo das mulheres e nada tem a ver com frescura.

Qual a sua?

TPM tipo A

Sintomas: ansiedade, com oscilação de humor. As mulheres costumam ficar muito irritadas, tensas e até agressivas. Este é o tipo mais frequente.

Por que acontece? A irritabilidade[1] pode estar relacionada ao fato de que mulheres com TPM têm níveis menores de endorfinas. Porém, a teoria[2] mais aceita afirma que esse quadro é desencadeado por preponderância de ação estrogênica, por hiperestrogenemia ou hipoprogesteronemia. Segundo estudiosos, a ansiedade e a insônia estão relacionadas aos altos níveis de estrogênio.

---

1 Wender *et al.*, 2003.
2 Cavalcanti, 1987.

TPM tipo C

Sintomas: aumento do apetite, compulsão alimentar (predominando a ingestão de doces, como chocolates), fadiga, dor de cabeça e palpitações.

Por que acontece? O desejo por doces pode ocorrer por conta da diminuição das endorfinas. A cefaleia pode estar ligada à alteração da atividade contrátil da musculatura lisa dos vasos, para a qual concorrem a serotonina, as prostaglandinas e os estrogênios, agravando-se pela falha no sistema endógeno de analgesia, por depleção das monoaminas e dos opioides[3].

TPM tipo H

Sintomas: aumento súbito de dois a três quilos no peso corporal, aumento das mamas, dor e inchaço abdominal.

Por que acontece? A dor nos seios está ligada aos níveis alterados de prolactina, causados pela Síndrome Pré-Menstrual (SPM). A congestão e o aumento de peso, causado pela retenção hídrica, é ocasionada pela secreção de aldosterona, progesterona e estrogênio.

TPM tipo D

Sintomas: choro fácil, sonolência ou insônia, confusão mental e depressão.

Por que acontece? As alterações do comportamento como o choro fácil estão relacionadas aos esteroides ovarianos, às endorfinas e à noradrenalina. A depressão é um dos sintomas mais frequentes na SPM. Alguns autores[3] consideram que esses sintomas depressivos podem estar associados aos baixos níveis de aminas biogênicas nas vesículas sinápticas do sistema nervoso central (SNC) ou à deficiência de vitamina B6, que normalmente funciona como cofator para a síntese de dopamina e de serotonina a partir do triptofano[4].

Ao descobrir as causas da TPM fica mais fácil entender as diversas estratégias de prevenção e de tratamento para amenizar ou eliminar os sintomas. Ter bons hábitos, como praticar regularmente alguma atividade física, dormir bem, não fumar, evitar o consumo de bebidas alcoólicas, manter o peso corporal adequado e, principalmente, cuidar da alimentação são armas poderosas para combatê-la. As mudanças de comportamento e estilo de vida, assim como o acompanhamento nutricional individual, contribuem para garantir um bom estado nutricional e o funcionamento físico e mental adequado do organismo, minimizando os sintomas da TPM. Não é tão difícil assim ter todas as segundas-feiras mais tranquilas, não é?

---

3   Valente *et al.*, 2003.
4   Halbreich *et al.*, 2003.

Pode piorar? Um pouco. Conheça

A versão hard da TPM

A síndrome tem outras caras e pode ser um pouco mais assustadora. Em algumas mulheres, a tensão é tão forte que é necessário tratar com antidepressivos e há sintomas como enxaquecas, fadiga e angústia excessivas. É o chamado Transtorno Disfórico Pré-Menstrual (TDPM). Acredita-se que os sintomas mais graves são resultantes da interação entre os neurotransmissores do sistema nervoso central e os hormônios normalmente produzidos durante o ciclo menstrual. Mas, diferentemente da TPM, essa versão é mais rara: atinge de 3% a 8% das mulheres. De qualquer forma, é importante observar os sintomas.

O TDPM é capaz de causar sintomas físicos e comportamentais mais graves do que os gerados pela TPM, causando alteração significativa na vida social durante a fase lútea do ciclo menstrual. É importante diferenciá-los, pois possuem diagnósticos e tratamentos distintos. O pilar dessa diferença é a presença de um período assintomático que dura entre o 2º e 14º dia do ciclo menstrual.

Na lista de outras desordens, os diagnósticos psiquiátricos são os mais comuns, especialmente, de depressão e ansiedade.

TPM x TDPM

TPM	TDPM
Atinge de 75% a 80%; Irritabilidade, inchaço, vontade de comer doces e sensibilidade são os principais sintomas; É diagnosticada por ginecologista.	Atinge de 3% a 8%; Sintomas de humor são os mais presentes, com impacto significativo na vida social, profissional, familiar; Sintomas de ansiedade, irritabilidade e depressão são comuns; É diagnosticado por psiquiatra.

Fonte: Thys-Jacob, 1998; Parry, 1999.

Doenças como anemia, endometriose, doença fibrocística da mama e lúpus eritematoso sistêmico geralmente não pioram na fase lútea, mas devem ser lembradas na avaliação e no raciocínio do diagnóstico.

Check-list

Os critérios para diagnosticá-lo são estabelecidos pelo Manual Diagnóstico e Estatístico de Transtornos Mentais (DSM IV) da Associação Americana de Psiquiatria, e inclui também a necessidade das anotações da mulher dos sintomas físicos e comportamentais presente nos ciclos. Se cinco ou mais sintomas listados a seguir estiverem nas anotações, é bem possível que você esteja entre as cerca de 8% que têm TDPM:

Humor deprimido, como falta de esperança ou pensamentos autodepreciativos;

Ansiedade excessiva, tensão, sentimento de estar com "nervos à flor da pele";

Instabilidade afetiva acentuada;

Raiva ou irritabilidade persistente e acentuada ou muitos conflitos interpessoais;

Diminuição do interesse pelas atividades habituais;

Muita dificuldade de concentração;

Letargia, fadiga fácil ou acentuada, falta de energia;

Alteração significativa do apetite, excessos alimentares ou avidez por determinados alimentos;

Hipersonia ou insônia;

Descontrole emocional;

Outros sintomas físicos, como sensibilidade ou inchaço das mamas, cefaleia, dor articular ou muscular, sensação de "inchaço geral" e ganho de peso.

O fato é que, infelizmente, quase ninguém escapa. É bem raro encontrar uma mulher, em idade reprodutiva com o ciclo menstrual regular, que nunca tenha passado por ao menos um período mais crítico de TPM. Você não está sozinha nessa! A tensão é observada em diversas culturas e idades, variando apenas a frequência de sintomas. Há mulheres que sofrem apenas durante a adolescência, outras somente na fase adulta e muitas durante toda a fase menstrual. Muitas, por exemplo, relatam aumento da severidade e da duração dos sintomas com a proximidade da menopausa[1]. Isso acontece pois o estresse crônico progressivo ao longo da vida reprodutiva se acumula a cada ciclo sintomático, fazendo com que apresentem todo mês – de 7 a 14 dias – algum sintoma, o que equivale de 840 a 1.680 dias em dez anos (**referência 4**). Haja dias perdidos! Se preferir, faça uma conta mais rápida: se uma vez ao mês você menstrua e em cerca de dez dias sofre com os sintomas, quantos dias ao mês está realmente livre desses aborrecimentos?

Pois é. Não é, realmente, mimimi. Está comprovado que algo acontece no corpo (e na cabeça) das mulheres durante esse período (*no próximo capítulo, você vai aprender mais sobre esse assunto*). Infelizmente, a maioria apenas busca ajuda por volta dos 30 anos – mais de 10 anos vivendo com os sintomas –, por achar que as oscilações são normais ou apenas frescura, como se escuta tanto por aí. É essencial buscar soluções, pois elas existem. O primeiro ponto nessa busca é diferenciar a TPM de outras doenças com sintomas similares, como depressão, ansiedade e psicoses. Como não existe nenhum teste, exame definitivo ou critério rigidamente estabelecido para o diagnóstico da TPM, é importante realizar uma detalhada anamnese e exames físicos completos para eliminar quaisquer outras causas que possam influenciar na sintomatologia.

O *American College of Obstetricians and Gynecologists* (ACOG) apresenta como critério de base a presença de sintomas físicos e emocionais durante os cinco dias que antecedem o ciclo menstrual ou durante a fase lútea:

> Até três sintomas (físicos ou emocionais), a TPM é considerada leve;
>
> De três a quatro, moderada;
>
> E basta um sintoma que cause prejuízo significativo na vida da mulher para ser considerada severa.

Como os sintomas podem variar de ciclo a ciclo, é essencial anotá-los por cerca de dois a três ciclos consecutivos. Pode ser no bloco de notas do celular ou em uma agenda escrita à mão – o que for melhor e mais prático. Essas anotações vão ajudar o médico que pode, ainda, pedir que você preencha questionários específicos, relatando seus sintomas durante todo o ciclo menstrual.

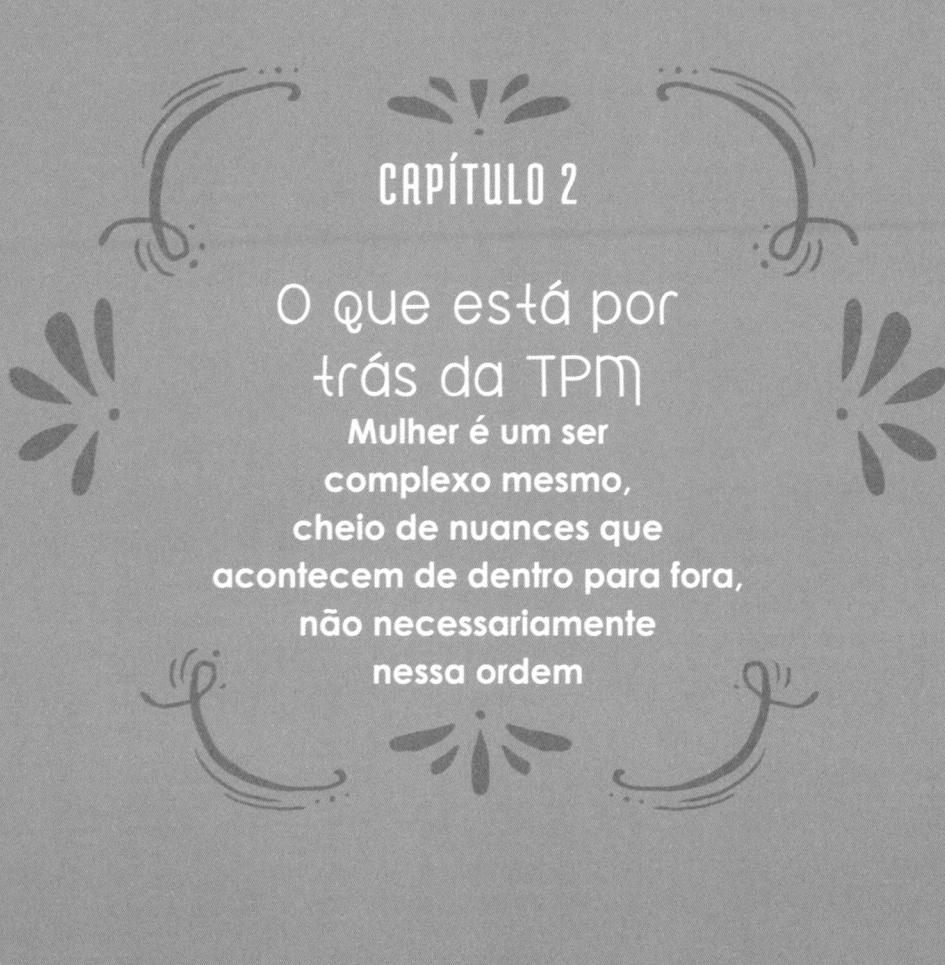

CAPÍTULO 2

O que está por trás da TPM

Mulher é um ser complexo mesmo, cheio de nuances que acontecem de dentro para fora, não necessariamente nessa ordem

Antes de tudo, é interessante entender como o corpo feminino funciona. São questões mais científicas e essenciais para o entendimento deste tema, sim, algo que é sério e real, e que merece atenção – não algo para alimentar as piadas do ambiente profissional ou pessoal. O ciclo menstrual se refere a um conjunto de alterações fisiológicas que ocorrem no corpo da mulher com uma periodicidade mensal. Cada ciclo representa uma oportunidade de concepção que, ocorrendo, dá origem a uma gravidez e, quando não acontece, desencadeia o início de um novo ciclo. Em média, o ciclo dura 28 dias, mas pode ser mais curto ou mais longo – de 25 a 36 dias – sem qualquer prejuízo.

Ele se divide em três fases, separadas pelo momento de libertação do óvulo:

Fase folicular (do início do ciclo até à ovulação)

Folículos são pequenas estruturas/cavidades localizadas nos ovários que contêm líquido e óvulos imaturos.

Uma vez formados (na 8ª semana de gestação), os ovários têm um número limitado de folículos. Eles começam como milhões, mas vão diminuindo ao longo da vida, restando alguns milhares quando a mulher atinge a menopausa. Nesta fase, o hipotálamo libera o hormônio GnRH (hormônio liberador de gonadotrofinas), que instrui a hipófise para a libertação de FSH (hormônio folículo-estimulante). Este hormônio atuará nos ovários, estimulando o crescimento dos óvulos contidos nos folículos até o estado maduro. Aproximadamente 20 folículos respondem e iniciam o processo de crescimento. Destes 20, o folículo que chegar mais rápido ao estado de maturação vai libertar estrogênio.

Ovulação

A ovulação ocorre entre 24 e 48 horas após o pico de LH (Hormônio Luteinizante). O óvulo libertado é transferido do ovário para a respectiva trompa de Falópio e segue em direção ao útero. Mas, é importante saber que o muco cervical facilita a passagem dos espermatozoides até o útero e trompas de Falópio, onde poderão cruzar com o óvulo. O muco cervical protege os espermatozoides da acidez do meio vaginal, sendo essencial sua sobrevivência. A ovulação tem características específicas e diferenciadas face ao muco de outras fases do ciclo.

Nesta fase, o muco é transparente e tem aspecto elástico (frequentemente comparado a consistência da clara do ovo) e surge entre dois dias e uma semana antes da ovulação. Este prazo permite a chegada antecipada do maior número possível de espermatozoides às trompas de falópio. Os espermatozoides podem demorar de 30 minutos a 24 horas na jornada entre a vagina e as trompas de falópio e, apesar de poderem sobreviver até sete dias, apenas são viáveis de 48h a 72h. Se não ocorrer fertilização neste intervalo de tempo, o óvulo perde a sua viabilidade, embora possa sobreviver até 72h.

Fase lútea (da ovulação até o final do ciclo)

Embora a duração da fase folicular possa variar entre mulheres, e até na mesma mulher, a duração da fase lútea é geralmente de 12 a 16 dias para todas. Porém, fatores como estresse, cansaço, exercício físico e medicação podem alterar o tempo de desenvolvimento do folículo, influenciando a data da ovulação. As células do folículo que se romperam continuam a receber LH e o folículo se transforma no corpo lúteo que continuará a produzir estrogênio e uma grande quantidade de progesterona (a libertação de progesterona aumenta gradualmente atingindo o pico no meio da fase lútea). A progesterona leva à maturação do endométrio para, assim, permitir a implantação do óvulo fertilizado e levar a um aumento da temperatura basal que se manterá durante toda a fase lútea (com o objetivo de garantir um ambiente de incubação propício à nidação e desenvolvimento do feto).

O aumento da produção de estrogênios e progesterona (pelo corpo lúteo) inibe a produção da GnRH, o que faz cessar a produção de FSH e LH (processo de feedback negativo). Sem FSH e LH o corpo lúteo deixa de ser estimulado e regride, acabando por se degenerar, levando à cessação da produção de estrogênio e progesterona. O endométrio se desfaz, ocorre a menstruação, e dá-se o início de um novo ciclo. Caso haja fertilização, o corpo lúteo se mantém ativo, suportado por um novo hormônio (HCG – gonadotropina coriónica humana) produzido pelo embrião e continuará a produzir progesterona e estrogênio. Mais tarde, durante a gravidez, será a própria placenta que fornecerá estes dois hormônios.

Onde – e como – a TPM entra nesse cenário?

Uma das maneiras de explicar o processo da TPM é por meio do sistema endócrino reprodutor e da função serotoninérgica que tende a realizar a regulação do comportamento. As alterações nos níveis de estrogênio e de progesterona no período menstrual agem sobre a função serotoninérgica e, em mulheres mais sensíveis, podem gerar as manifestações da síndrome pré-menstrual[1]. Alguns estudos mostram uma relação direta entre o desequilíbrio desses hormônios, defeitos da fusão de neurotransmissores, deficiência de nutrientes e distúrbio de metabolismo de ácidos graxos essenciais com a TPM[2].

Na fase folicular e ovulatória, uma grande quantidade de estrogênio é expulsa do organismo, enquanto na fase lútea há o predomínio de progesterona e, em menor nível, do estradiol. Isso se caracteriza pelo aumento relevante dos níveis de progesterona, atingindo o seu ponto máximo logo após a ovulação. Ao mesmo tempo, o estrogênio volta a se elevar. Nos últimos dias do período menstrual, o corpo lúteo se danifica e os níveis de progesterona e estrogênio caem, ocasionando o início do fluxo menstrual.

Além das oscilações hormonais, observa-se um déficit nutricional: deficiência de vitaminas do complexo B, particularmente a vitamina B6 (piridoxina), que dificulta a inativação dos estrogênios pelo fígado e conduz ao acúmulo do hormônio no sangue; e o déficit de cálcio, magnésio, vitamina E e ômega 3, que também podem influenciar no aumento das intensidades dos sintomas.

---

1   Silva e Colaboradores, 2006.
2   *Mahan e Stump, 2005.*

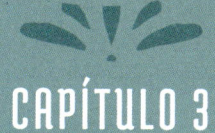

CAPÍTULO 3

O que diz a história

**A síndrome existe
desde que o mundo é mundo,
só ganhou um nome mais técnico
e mais atenção da medicina
– o que torna tudo mais fácil**

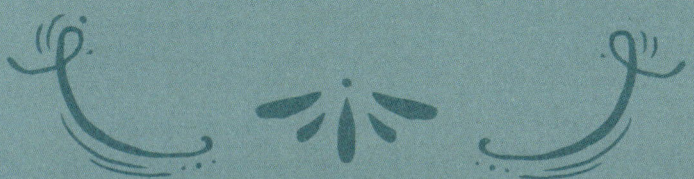

Vamos voltar no tempo para entender melhor a TPM e os avanços de tratamento e entendimento sobre o assunto. Anos atrás, não havia uma sigla para denominar o período, mas mulheres de todos os locais do mundo sofriam com os sintomas no período antes da menstruação.

Lá em 600 a.C., Hipócrates, médico e filósofo grego, descreveu no tratado A doença das virgens sobre as alterações de comportamento, as ideias de morte, as alucinações e os delírios resultantes do fluxo menstrual, também relatados por Platão, Aristóteles e Plínio. Em 1759 e 1840, foram descritas algumas referências relacionando menstruação à psicopatologia, com sintomas de obsessão, depressão etc., e em 1842, foram realizadas as primeiras descrições da TPM, correlacionando sintomas como as alterações afetivas (depressão e mania) com o período menstrual.

Mas foi apenas em 1931 que o ginecologista Robert T. Frank fez a primeira descrição científica da tensão pré-menstrual relacionada ao acúmulo de hormônios sexuais no organismo. Frank classificou a TPM em três grupos, de acordo com o tipo de sintomas:

>Sintomas leves, como fadiga no período pré-menstrual;
>
>Doenças sistêmicas que variam conforme o ciclo menstrual, como asma e epilepsia;
>
>Sintomas emocionais graves – suicídio e tensão nervosa –, com alívio na chegada da menstruação.

A terceira classificação se refere a um grupo de mulheres que se queixava – dez a sete dias antes da menstruação – de tensão indescritível, cujos sintomas persistiam até a chegada do fluxo menstrual. Estas pacientes apresentavam fadiga e irritabilidade insuportável, que só diminuíam com atitudes consideradas tolas ou doentias. Além disso, tinham um sofrimento intenso manifestado por atitudes imprudentes, percebidas também entre os familiares. Os sintomas desapareciam logo após o fluxo menstrual aparecer.

Na década de 1950, os médicos ingleses Katharina Dalton e Raymond Green, revisaram a nomenclatura da TPM e consideraram o termo insuficiente, já que a tensão era apenas um dos sintomas apresentados nesse transtorno, e propuseram a adoção do termo *Síndrome Pré-Menstrual*. Em 1953, a TPM foi relacionada principalmente à diminuição de progesterona durante a última quarta parte do ciclo menstrual.

Com o reconhecimento da TPM como doença, surgiu uma série de questões éticas e legais relacionadas à responsabilidade penal e à discriminação das mulheres que sofrem com seus sintomas:

Foi utilizada como atenuante para crimes violentos e acidentes;

Justificou 50% das admissões de mulheres em urgências psiquiátricas e 70% das hospitalizações de mulheres deprimidas.

Mas, por outro lado, apesar desse reconhecimento, a TPM continua sendo vista socialmente como motivo de gozação e depreciação feminina: ainda há muitas mulheres que se queixam da falta de sensibilidade dos profissionais de saúde em avaliar a doença, bem como da falta de opções terapêuticas, além das constantes piadas no ambiente de trabalho ou os questionamentos sobre o humor como o descrito no início deste livro.

Em 1983, o Instituto Nacional de Saúde Mental (NIMH) dos Estados Unidos promoveu um workshop que aprovou, consensualmente, a necessidade de documentar em diário 30% ou mais de mudança na severidade dos sintomas, comparando-se as fases folicular e lútea do ciclo menstrual, além da necessidade de observar uma fase livre de sintomas em meados da época folicular para diferenciar as síndromes pré-menstruais da exacerbação de outras condições também crônicas.

A denominação clínica Síndrome de Tensão Pré-Menstrual surgiu na 9ª Classificação Internacional de Doenças (CID-9), restrita ao capítulo destinado às doenças ginecológicas, e em 1986, em um rascunho da CID-10, codificada em F53, incluída no capítulo XIV de doenças do sistema geniturinário como "N94. 3 Síndrome Pré-Menstrual".

Em 1987, foram definidas características operacionais com propósitos de diagnóstico e pesquisa para o que denominaram Transtorno Disfórico da Fase Lútea Tardia (TDFLT) na edição revisada do III Manual Diagnóstico e Estatístico (DSM-III-R), no qual a entidade inclui o transtorno na "categorias propostas necessitando estudos adicionais", devido a polêmica entre grupos feministas. De um lado, os grupos consideram o avanço via reconhecimento de sofrimentos gêneros específicos e, de outro, têm receio da classificação desse transtorno como doença servir para a discriminação feminina na sociedade, no trabalho e até nos seguros de saúde (*American Psychiatric Association, 1987*).

CAPÍTULO 4

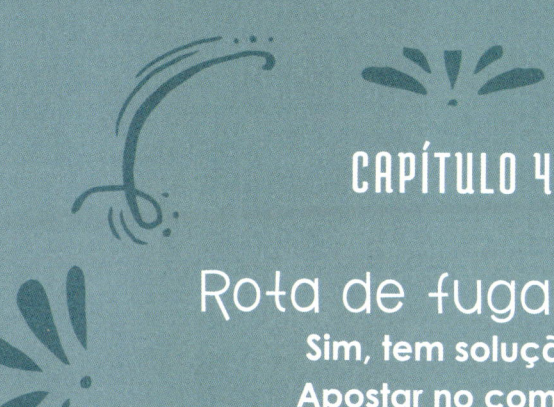

Rota de fuga... Ufa!

Sim, tem solução.
Apostar no combo
autoconhecimento
+ alimentação + exercícios físicos
pode deixar os
dias difíceis lá atrás

Agora que você sabe exatamente o que acontece no corpo feminino: as oscilações hormonais, as alterações fisiológicas próximas ao período fértil e as diferenças de sintomas de mulher para mulher, é hora de partir para a solução. Pois ninguém merece perder quase metade do mês com dores e um carrossel de emoções – ora a sensibilidade aguçada, ora o nervoso desmedido. E antes de desistir com pensamentos do tipo: "Ah, sim, terei de passar por um longo tratamento para mudar isso", ou "Ah, deve ser aquela prática de respirar fundo três vezes toda vez que eu quiser chorar ou atacar um pacote de bolachas!", espere. É mais fácil e gostoso do que imagina.

Na maioria das vezes, a alimentação pode mudar todo o funcionamento de seu corpo e deixar os sintomas da TPM apenas nas lembranças. Como brinde, você ainda pode conquistar quilos a menos e saúde a mais. Depois, dá até para rir dos dias de cão.

E nada de pensar: "Mas se acabar com uma panela de brigadeiros me deixa feliz, por que preciso mudar, se é apenas nesse período?" Lembre-se que essa medida é apenas paliativa e reflexo do que acontece em seu corpo. Durante o período menstrual[1] é bem comum o apetite mudar e aumentar a vontade de comer alguns alimentos, como doces, pães ou qualquer carboidrato que surgir pela frente. A sensação é que a vontade incontrolável de chorar só vai passar mesmo com brigadeiro. Porém, no dia e mês seguintes, você vai sofrer dos mesmos sintomas.

Isso pode ser explicado pela diminuição dos mediadores de serotonina nessa fase do ciclo, e o consumo de carboidratos aumentam a produção de 3-fosfoglicerato, um metabólito da glicólise que gera o triptofano, aminoácido que ajuda a controlar o estresse e dá aquela leveza tão procurada na TPM. Essa vontade também pode estar relacionada ao simples prazer que o alimento proporciona e pelo aumento da fome. Isso é normal não apenas na TPM, o estresse também pode fazer com que algumas comam mais doces, o que pode ocasionar obesidade e, consequentemente, problemas de saúde[1]. Fica claro que aspectos psicológicos podem, sim, influenciar o comportamento alimentar e devem ser levados em consideração para estudar estratégias de mudanças de hábitos.

---

1   Halbreich *et al.*, 2003.

Na fase pós-menstrual o estrogênio está elevado e não há procura de alimentos para suprir a falta de hormônios que dão prazer e satisfação: a dopamina e serotonina. Assim, é consenso entre os estudiosos sobre o assunto que a deficiência de certos nutrientes está extremamente ligada à propagação de todos os desconfortos da TPM. Além disso, a prática de atividade física para as mulheres sedentárias, ou o aumento de intensidade para as mais ativas, diminui os sintomas e proporciona bem-estar. Isso porque exercícios físicos aumentam o nível de neurotransmissores, como a noradrenalina, a serotonina e a dopamina, que produzem uma sensação de relaxamento e prazer. Basta reparar como você fica depois de fazer algum tipo de atividade.

Claro que mudar hábitos não é algo fácil, nem acontece de um dia para o outro. Além disso, pode parecer um discurso pronto falar sobre os benefícios da alimentação ou das atividades físicas e, quando se sofre com alguma dor ou incômodo, esperar os efeitos de uma mudança de rotina pode ser desestimulante. Mas se parar para pensar no tempo que já sofreu com crises de choro ou estresse e com brincadeirinhas chatas no ambiente de trabalho, e o quanto isso prejudica a sua vida pessoal e profissional, tentar ao menos um mês de mudança não é algo tão demorado! E ninguém está dizendo para abandonar de vez o doce, por exemplo, apenas deixá-lo para algumas ocasiões.

O fato é que a maneira como nos alimentamos é determinante para saúde e para tratamento da TPM, como mostram alguns estudos. De acordo com pesquisas, os principais nutrientes relacionados à síndrome são: vitamina B6 (piridoxina), magnésio, cálcio, vitamina E, ômega 3 e probióticos. Mas, para alcançar os benefícios desejados, é essencial considerar desde a escolha dos alimentos, até as técnicas de armazenamento e preparo para diminuir as concentrações de açúcares, de gorduras, saturadas e trans, e de sal e, assim, manter a qualidade nutricional e sensorial dos alimentos, trazendo mais saciedade, prazer e a maior preservação dos nutrientes.

Para a TPM mais convencional, o tratamento inicial se baseia em medidas não farmacológicas. Se depois de três meses não houver melhora aí, sim, inicia-se uma terapia medicamentosa. Não existe uma receita igual para todas as mulheres, daquelas para repassar para o grupo de amigas. Cada caso é um caso, pois existem muitos tipos de TPM e cada mulher reage de um jeito aos sintomas. Por isso, é essencial lembrar que o tratamento deve ser adaptado à gravidade da tensão, com a abordagem terapêutica individualizada. No caso da TDPM, por exemplo, o uso de medicações é inevitável.

Mas vamos por partes, começando pelos principais alimentos e substâncias que podem ajudá-la na TPM:

1. Da banana ao salmão cozido: vontade de comer doces controlada[2]

A vitamina B6 (piridoxina) é multifuncional, ou seja, ajuda a saúde de forma geral. Auxilia na síntese de mais anticorpos, evitando doenças e infecções, e no equilíbrio metabólico do sangue, do sistema nervoso e da pele.

Sua deficiência pode reduzir a capacidade hepática de metabolização do estrogênio, resultando na relação estrogênio/progesterona mais alta, o que acarreta em retenção hídrica, distensão abdominal, mamas doloridas e ganho de peso – queixas da maioria das mulheres na TPM. A vitamina B6 também ajuda na melhora dos sintomas de depressão, pois contribui para a produção de serotonina e GABA, neurotransmissores importantes nos processos bioquímicos do sono e do humor, da ansiedade, da depressão e da percepção de dor, como alívio para as dores de cabeça. E, de quebra, a vontade de comer doces diminui! Nada mal, não é?

Como a vitamina B6 ajuda na produção de hemoglobina, que é responsável por carregar ferro pelo corpo, sua falta pode ocasionar anemia. Por outro lado, pode auxiliar mulheres que têm muita hemorragia durante a menstruação. É importante lembrar que perder muito sangue pode aumentar o risco de desenvolver anemia.

---
[2] Veja a lista de alimentos, pág. 79.

E se o alimento não der conta?

A forma mais utilizada para suplementação é a de piridoxina hidroclorido (HCL), na dose diária de 20 a 100mg, ou 5 a 10mg por dia para piridoxal-5-fosfato, para mulheres de 19 a 50 anos.

Causas da deficiência

O consumo de algumas drogas, o uso excessivo de álcool e dietas com alta concentração de proteínas podem induzir à deficiência de vitamina B6.

Em excesso

Não há nenhuma toxicidade associada à vitamina B6. Porém, quando ingerida em altas doses pode ser agressiva, causando lesões dermatológicas, redução da coordenação muscular e dificuldade para caminhar. Esses efeitos desaparecem após a suspensão ou redução das dosagens.

2. Avelã + castanha: humor na medida certa

Em nosso corpo há, em média, de 21 a 28 gramas de magnésio, distribuídos principalmente nos ossos, músculos e tecidos. Responsável pelo funcionamento de mais 300 reações metabólicas, é considerado o segundo mais importante entre os elementos minerais do organismo humano, após o potássio. Assim, sua presença é essencial para o bom funcionamento do organismo em vários aspectos:

    Relaxamento muscular. Podemos até considerá-lo um tranquilizante natural!;

    Produção e transporte de energia;

    Modulação da glicemia e insulina;

    Funcionamento de enzimas específicas do nosso organismo;

    Produção de proteínas.

Alguns estudos sugerem, por exemplo, que o magnésio melhora sensivelmente o humor, a irritabilidade e ansiedade, pois a enzima (triptofano hidroxilase) é dependente de magnésio para a conversão do triptofano em serotonina. Além disso, quem libera os hormônios que vão estimular a produção – pelos ovários – da progesterona e dos estrogênios é a hipófise ou glândula pituitária. E quando a hipófise não recebe o magnésio que precisa, falha nessa função.

O estrogênio e a progesterona influenciam a atividade de enzimas que estão envolvidas na oxidação da noradrenalina, adrenalina, serotonina, dopamina e feniletilamina, que afetam o humor. De maneira prática, em níveis elevados, a adrenalina provoca ansiedade; a noradrenalina hostilidade e irritabilidade; e a serotonina cria tensão nervosa, sonolência, palpitação, retenção de água e incapacidade de concentração e execução. A dopamina equilibra esses efeitos por meio da indução de relaxamento e aumento da agilidade mental.

Causas da deficiência

A baixa concentração de magnésio no sangue costuma aparecer em casos de alcoolismo, doenças hepáticas e renais, problemas de absorção, vômitos severos, acidose diabética e abuso de diuréticos. Além disso, medicamentos como ciclosserina, furosemida, tiazidas, hidroclorotiazidas, tetraciclinas, contraceptivos de uso oral, diuréticos e os utilizados para a quimioterapia, podem provocar a deficiência.

Fora as questões de saúde, o processamento de alimentos é uma das principais causas de perda do magnésio: até 85% da substância é perdida quando o trigo integral é refinado para produzir a farinha branca, por exemplo. As técnicas agrícolas modernas contribuem para o empobrecimento do magnésio no solo, pois fertilizantes artificiais utilizados pelos agricultores, geralmente, não contêm qualquer magnésio. Escolhas alimentares ruins, como excesso de café, de refrigerante, de sal, de álcool, além de menstruação abundante, também podem causar a deficiência.

E se o alimento não der conta?
As formas mais prescritas são magnésio quelado, magnésio glicina, magnésio arginina, citrato de magnésio, aspartato de magnésio e dimalato de magnésio. Estudos correlacionando o uso do magnésio com a finalidade de diminuir os sintomas pré-menstruais sugerem a suplementação de 200 a 400mg ao dia na fase pré-menstrual.

Sinal amarelo!
Em caso de insuficiência renal, é preciso ter cautela no consumo de magnésio, para que não haja retenção do mineral. Além disso, como fisiologicamente o cálcio age em sinergia com o magnésio, existe uma relação normal entre eles que é, respectivamente, de 2/1. No entanto, para suplementação da maioria das mulheres é necessária uma relação de 1/1 e, muitas vezes, de 1/2, em casos da baixa ingestão de alimentos ricos em magnésio em contrapartida excesso de alimentos ricos em cálcio. Esta relação deve ser sempre individualizada e reavaliada sempre.

Em excesso
Os efeitos atribuídos a altas dosagens da suplementação de magnésio ou a hipermagnesemia incluem diarreia,

náusea, dor abdominal, hipotensão, letargia, confusão, perturbações do ritmo cardíaco normal, perda da função renal, fraqueza muscular, dificuldade respiratória e parada cardíaca.

3. Iogurtes e queijo cottage: para dias mais calmos

O cálcio é um dos minerais mais abundante no corpo humano, responsável por cerca de 2% do peso corporal. Deste total, 99% são encontrados em dentes e ossos. O restante, encontra-se no sangue, no fluido extracelular, nos músculos e em outros tecidos.

O metabolismo do cálcio é o resultado da interação entre três fatores:

>Absorção a partir da alimentação;
>Eliminação junto à urina;
>Captação e liberação óssea.

Apenas em 1990 houve embasamento científico suficiente para a suplementação do cálcio no alívio de alguns sintomas da TPM. Com a mudança dos costumes e necessidades dietéticas das populações (com pessoas optando por dietas vegetarianas, por exemplo), além do avanço da ciência da nutrição em diagnosticar e tratar pacientes com distúrbios como a intolerância à lactose ou a alergia à proteína do leite de vaca, o estudo de outras fontes biodisponíveis de cálcio tornou-se necessário. A biodisponibilidade de cálcio varia de acordo com os diversos alimentos e, mesmo no reino vegetal, pode ser elevada, principalmente quando o alimento for pobre em ácido oxálico.

Causas da deficiência

A deficiência de cálcio pode ocorrer em virtude do excesso de alimentos ricos em fósforo e do consumo de refrigerantes (aumenta a perda urinária de cálcio), condições inflamatórias intestinais, consumo de cafeína, excesso de gorduras, alimentos ricos em fitatos ou ácido oxálico, como gérmen de trigo, espinafre, acelga, tomate, nozes e feijão (diminuem a absorção da substância) e falta de atividade física.

Os principais sinais e sintomas da deficiência de cálcio são dentes frágeis, unhas fracas e quebradiças, queda de cabelo, pele seca com descamação e rachadura, cãibra, taquicardia, formigamento, contrações musculares contínuas, convulsões, diminuição da memória, insônia e osteoporose, chegando ao extremo com o raquitismo.

E se o alimento não der conta?

O ideal é conseguir obter a quantidade de cálcio necessária na alimentação, mas caso haja necessidade, as formas mais prescritas são o cálcio quelado, cálcio glicina, citrato de cálcio e aspartato de cálcio, na dosagem média de 100 a 500mg.

Em excesso
O excesso de cálcio ocorre, principalmente, por meio da suplementação e pode causar nefrolitíase, síndrome de hipercalcemia, insuficiência renal e diminuição da absorção de ferro e zinco.

4. Óleo de girassol e avelã: menos irritabilidade e menos ansiedade

A vitamina E ajuda a aliviar sintomas da TPM por reduzir a produção de prostaglandinas, ácidos graxos modificados que têm ação similar a dos hormônios nas células. As prostaglandinas aumentam as contrações, as cólicas, a sensação de dor e o inchaço.

Causas da deficiência
A deficiência de vitamina E é muito rara e pode ser provocada por desordens como a má absorção de gorduras, já que está presente em alimentos fontes de gorduras, ou por anormalidades genéticas. Sua deficiência pode causar desordens neurológicos, como perda de reflexos, retardo mental, doença de Alzheimer e mal de Parkinson,

além de miopatia do esqueleto e, mais frequentemente, retinite pigmentosa.

E se o alimento não der conta?

A recomendação é de 100 a 400UI/dia (67mg a 268mg/dia). Considerando que se trata de uma vitamina lipossolúvel (solúvel em gordura) é necessária uma fonte lipídica para aumentar sua biodisponibilidade (aproveitamento pelo organismo).

Em excesso

Não há relatos de toxicidade por vitamina E. Pessoas que ingerem doses elevadas (cerca de 60% da dosagem diária), a eliminam nas fezes. Em casos isolados, o excesso pode acarretar enxaquecas, fadiga, náusea, visão dupla, fraqueza muscular e distúrbios gastrointestinais.

5. Ômega 3 e a redução de cefaleia e dores nos seios

O ômega 3 é um ácido graxo que o organismo, por si só, não consegue sintetizar. Assim, deve ser consumido pela alimentação ou suplementação.

Existem três tipos de ômega 3:

Ácido alfa-linolênico (ALA): o mais comum na alimentação brasileira, encontrado em óleos vegetais, nozes e nas sementes de linhaça;

Ácido eicosapentaenoico (EPA): obtido a partir do consumo de peixes de água fria, como a sardinha, o arenque e o salmão;

Ácido docosa-hexaenoico (DHA): assim como o EPA, é encontrado nos peixes, sendo conhecido como "ômega 3 marinho".

A maior parte dos benefícios do ômega 3 está associada ao EPA e ao DHA, e não ao ácido alfa-linolênico, que é de origem vegetal. Como o corpo é capaz de converter o ALA em EPA e DHA apenas em pequena proporção, o ideal é priorizar o consumo de ômega 3 de origem animal. Pesquisas científicas ressaltam a necessidade de equilibrar a quantidade de ácidos graxos poli-insaturados ômega-3 (proveniente de peixes) e ácidos graxos ômega-6 (proveniente de vegetais). A proporção ideal é de três partes de ômega-6 para 1 parte de ômega-3, para garantir todos os benefícios ao organismo.

O ômega 3 e o ômega 6, principalmente o óleo de prímula, levam à formação do mediador químico prostaglandina E1 (PGE1), que regula a ação dos hormônios estrogênio, progesterona e prolactina. O PGE1 também tem propriedades anti-inflamatórias e pode agir afinando o sangue e como dilatador de vasos. Na TPM há um bloqueio metabólico que interfere com a habilidade do corpo de produzir o GLA. Assim, o consumo regular e adequado de ômega 3 e 6 pode trazer alívio a sintomas como cefaleia, dores nos seios, inchaço e irritabilidade.

Causas da deficiência

Como o ômega 3 é um ácido graxo que não podemos sintetizar, a principal causa de deficiência é o baixo consumo de alimentos como peixes de água fria. Os sintomas da deficiência incluem cansaço extremo, memória deficiente, pele seca, problemas do coração, variações do humor ou depressão, e circulação ineficiente.

E se o alimento não der conta?

As doses utilizadas para suplementação variam entre 1 a 2g ao dia e, em mulheres vegetarianas, 2g ao dia.

Fique atenta

É importante lembrar que, seja pela suplementação ou pelo consumo de alimentos que contêm ômega 3 e 6, os benefícios só serão vistos em um contexto de dieta saudável. O American Heart Association (Associação Americana do Coração), recomenda uma dieta com peixe, em especial sardinhas, truta, atum e salmão, pelo menos duas vezes por semana. Aconselha-se que mulheres que possuem sintomas mais intensos de TPM ou, até mesmo TDPM, consumam mais de duas vezes por semana. Mesmo assim, a suplementação pode ser inevitável.

> **Dose power de ômega 3: semente de linhaça**
> Nenhuma planta contém quantidades tão elevadas de ômega 3 como o óleo de linhaça. Para as adeptas de dietas vegetarianas ou veganas, consumir o óleo extraído da semente de linhaça pode ser uma ótima opção para garantir a quantidade necessária ao corpo. O óleo de linhaça, extraído da própria semente, também é a maior fonte alimentar de lignanas, um fitoesteróide que possui efeito estrogênico, sendo útil tanto na TPM quanto na menopausa. As lignanas presentes na linhaça ajudam a promover o balanceamento dos hormônios femininos.
> Recomendação: 1 a 2g ao dia.

6. Soja para diminuir a fadiga

As isoflavonas são as substâncias mais importantes no grão de soja. As três principais são genísteína, daidzeína e gliciteína, classificadas como fitoestrógenos, pois são compostos de origem vegetal com atividade estrogênica, ou seja, agem como se fossem este hormônio. Como uma das causas da TPM são as oscilações hormonais, toda substância que auxiliar esta modulação vai ajudar a diminuir os sintomas.

O teor de isoflavonas nos alimentos à base de soja variam muito, assim como as técnicas de processamento para produzi-los. Alimentos como o missô (purê), natto, o tofu, tempeh e o molho de soja, estão na forma da soja fermentada e assim são mais biodisponíveis (melhores aproveitadas pelo organismo). O grão de soja, a proteína texturizada, como farinha e leite são não-fermentadas e, portanto, são menos absorvidas pelo organismo.

E se o alimento não der conta?
Em caso de tratamento da TPM a recomendação diária é de 40 a 80mg de isoflavona.

7. Bactérias probióticas

As bactérias probióticas, acidophilus e bifidus também podem ser incluídas no tratamento da TPM, pois atuam na flora intestinal, que responde pelo processo de desintoxicação, juntamente com o fígado. Além disso, fornecem inúmeras funções e efeitos benéficos, como a prevenção de infecções bacterianas, melhora da digestão e absorção de nutrientes, do metabolismo do colesterol e do sistema imunológico.

Quando a medicação é necessária

O QUE EXISTE DE MAIS EFICAZ PARA TRATAR CASOS MAIS SEVEROS DA TPM

1. *Contraceptivos orais:* as pílulas anticoncepcionais impedem a ovulação e estabilizam as variações hormonais, oferecendo alívio para os sintomas da TPM. Porém, podem causar efeitos colaterais em algumas mulheres, atrapalhando mais do que ajudando.

2. *Anti-inflamatórios não-hormonais (AINH):* tomados antes ou no início da menstruação, podem melhorar o desconforto nas mamas.

3. *Antidepressivos:* inibidores da recaptação de serotonina (IRSS) ajudam a reduzir a fadiga, a compulsão alimentar e a insônia. São os primeiros prescritos para os casos de TPM severa. Geralmente, são usados diariamente, mas para algumas mulheres a indicação pode ser para apenas as duas semanas que antecedem a menstruação.

4. Diuréticos: quando atividades físicas e a redução da ingestão de sódio e outras intervenções nutricionais não são suficientes para reduzir o ganho de peso e o edema, o uso de diuréticos pode ajudar a eliminar o excesso de líquidos retido pelos rins e o excesso de sódio no organismo.

5. Acetato de medroxiprogesterona (Depo-Provera): pode ser usado para interromper temporariamente a ovulação no caso de TPM severa ou TDPM. Entretanto, a medroxiprogesterona pode causar uma piora de alguns sinais e sintomas da TPM, como aumento do apetite, ganho de peso, dor de cabeça e humor depressivo.

6. Implantes hormonais: são anticoncepcionais modernos. Colocados debaixo da pele, sob anestesia local, liberam uma quantidade mínima de hormônio por dia e suspendem a menstruação. A diferença básica é que não ocorre a passagem do hormônio pelo fígado, o que é mais benéfico do que a pílula, que passa pelo fígado na sua metabolização. Como efeitos colaterais, pode aumentar a oleosidade da pele e diminuir a libido. Mas a maioria das mulheres não tem nenhum efeito colateral. Em algumas o implante pode, também, ajudar na diminuição da celulite e na perda de peso.

IMPORTANTE: a avaliação e prescrição das suplementações acima mencionadas devem ser sempre orientadas e prescritas por um profissional médico ou nutricionista e adequadas mediante as necessidades individuais.

CAPÍTULO 5

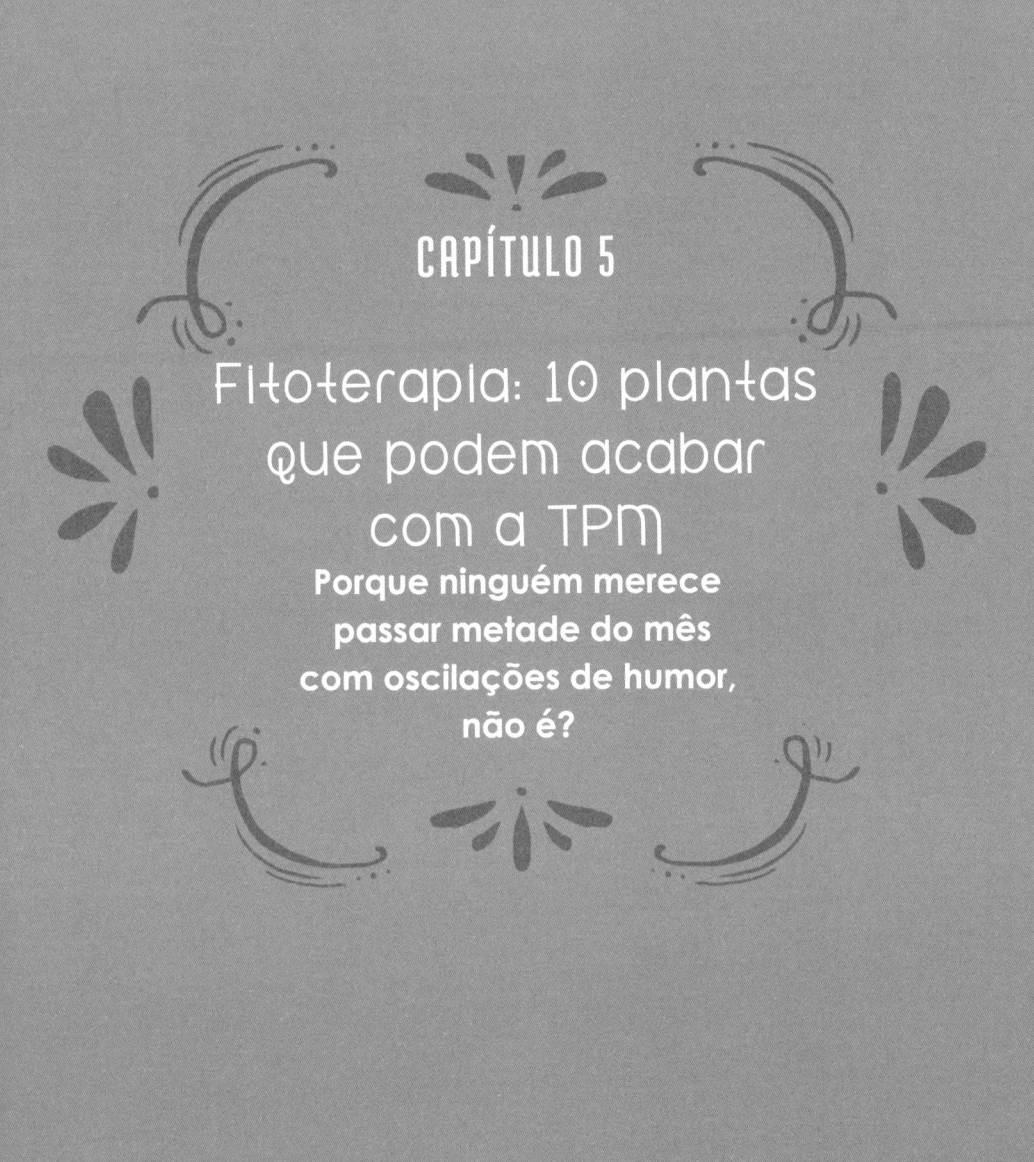

Fitoterapia: 10 plantas que podem acabar com a TPM

Porque ninguém merece passar metade do mês com oscilações de humor, não é?

Como alternativa para aliviar os "dias de cão", em que qualquer palavra dita errada pelos colegas de trabalho a faz perder a cabeça, oscilando entre o choro e a vontade de jogar tudo para o alto, há os chamados remédios naturais, os fitoterápicos. Em conjunto com uma alimentação saudável e caso você não queira (nem precise) recorrer aos medicamentos tradicionais, as plantas medicinais são uma boa aposta. A regra aqui é saber o que funciona melhor para você, com seu nível de TPM. Já falamos sobre isso nos capítulos anteriores. Conhecer seu corpo e seu tipo de Tensão Pré-Menstrual é o primeiro passo.

Usadas na prevenção e no tratamento de diversas doenças desde a antiguidade, a fitoterapia pode dar fim à TPM. Talvez você esteja pensando: "Mas será que isso funciona mesmo? Remédios naturais demoram muito para fazer efeito..." Eles funcionam! As propriedades terapêuticas de algumas plantas foram descobertas e propagadas por gerações, por meio da observação e da experimentação pelos povos ancestrais. Trata-se de uma terapia que utiliza as plantas medicinais e suas diferentes preparações farmacêuticas, mas sem a utilização de substâncias ativas isoladas. Além disso, já há comprovações de que, sim, os fitoterápicos funcionam para aliviar alguns sintomas da TPM.

Muitos cientistas já reconhecem que as plantas, especialmente na América Latina, guardam o segredo da cura de muitas enfermidades. Os fitoterápicos, assim como todo medicamento, passam por uma série de pesquisas para comprovar sua eficácia. Para não cair em cilada, na hora de comprá-los, fique atenta ao rótulo do produto. Nele, deve haver o número de registro da Agência Nacional de Vigilância Sanitária (Anvisa). Isso quer dizer que o remédio passou pelos testes que comprovam sua eficácia, segurança e qualidade.

Veja, agora, como alguns fitoterápicos podem ajudá-la. Seus dias de irritabilidade, choro descontrolado ou indisposição estão, mesmo, com os dias contatos. Ah, os nomes são difíceis e podem parecer apenas muitas letras juntas, sem significado algum, mas o poder de aliviar alguns dos sintomas da TPM, como cólicas, instabilidade de humor e noites maldormidas, é real.

1. Açafrão: Crocus Sativus L.

Contém um óleo essencial chamado safranal que possui ação antiespasmódica, diminuindo as cólicas. Além disso, reduz significativamente a ansiedade. Dias mais calmos estão por vir!

Como usar?

Acrescentar de 1 a 2 filetes na comida.

Extrato seco: 30mg por dia (15mg duas vezes por dia, de manhã e à noite).

2. Borago Officinalis L.

A planta, que tem origem no mediterrâneo e sul da Europa, é um baita remédio para acabar com as dores nas mamas durante a TPM. Isso porque é rica em ácido gama-linolênico (GLA)64-66, que tem propriedades anti-inflamatórias e imunorreguladoras. Muitos cientistas sugerem seu uso como auxiliar no tratamento dos sintomas da Síndrome da Tensão Pré-Menstrual, principalmente para a dor mamária.

Como usar?

500mg a 1.000mg ao dia.

Sinal vermelho!

O óleo de borragem, assim como o de prímula em cápsula, não deve ser usado em pacientes com epilepsia ou esquizofrenia, a menos que haja indicação médica.

Seu uso pode aumentar a predisposição a convulsões e ataques epiléticos.

3. Camomila: Matricaria Chamomilla L.

Com ela, as cólicas, a ansiedade e aquela vontade de xingar qualquer um que a fechar no trânsito podem diminuir significativamente.

Como usar?
Em tintura: 40 a 60 gotas em 100ml de água antes ou após a refeição. O ideal é tomar de três a quatro vezes ao dia.
Infusão: 1 colher de sopa para cada xícara de chá (150ml). Tome de três a quatro vezes ao dia. Você deve deixar em infusão por 20 minutos, sem tampar, e não deve coar.

4. Canela: Cinnamomum Zeylanicum Nees

Sabe aquela vontade incontrolável de comer uma panela de brigadeiro sozinha? Com o uso regular da canela, você pode manter o apetite mais controlado. De quebra, a planta tem ação analgésica, minimizando espasmos e ajudando a controlar os gases.

Como usar?

Infusão: de uma a duas colheres de café em 1/2 xícara (100 ml) de água fervente. Você deve deixar em infusão por 20 minutos, sem tampar, e não deve coar. O ideal é ingerir antes ou após a refeição.

Decocção (ferver a planta em água): 0,5 a 2g (1 a 4 colheres de café) em 150 ml de água. Consumir 1 xícara de chá de duas a seis vezes ao dia.

5. Black Cohosh: Cimicifuga Racemosa (L.) Nutt.

Essa substância ajuda a diminuir as cólicas uterinas. O efeito terapêutico, geralmente, é mais nítido após duas semanas, com efeito máximo em oito semanas.

Sinal vermelho!

Por causa de seu efeito sobre o hormônio luteinizante (LH), é contraindicada em crianças e adolescentes menores de 18 anos. Estudos sugerem que em doses elevadas pode ocorrer náuseas, vômitos, vertigens, transtornos visuais e nervosos.

6. Erva doce: Foeniculum Vulgare Mill.

Tem ação antiespasmódica, carminativa e estrogênica. Isso quer dizer que diminui as cólicas e gases.

Como usar?

Chá: 10g em 1 litro de água fervente. Tomar de três a cinco xícaras ao dia.

Em tintura: 40 a 60 gotas em 75ml de água de uma a três vezes ao dia.

7. Gengibre: Zingiber Officinale Roscoe

Sabe aquele cólica que te acompanha todo santo mês? Com o uso dessa substância, ela pode diminuir muito. Além disso, ajuda a diminuir os gases.

Como usar?

Decocção (ferver a planta em água): Ferver de 1 a 2 xícaras de café de gengibre em 150ml de água por 3 a 5 minutos. Consumir uma xícara de chá de duas a quatro vezes ao dia.

8. Melissa: Melissa Officinalis L.

Um ótimo calmante natural. Além disso, ajuda a diminuir a dor de cabeça e as cólicas intestinais. Ufa! Dias mais tranquilos estão por vir.

Como usar?
Infusão: 2 a 4g (1 a 2 colheres de sobremesa) em 1 xícara de chá de água (150ml). Consumir 1 xícara de chá de duas a três vezes ao dia.

9. Prímula. Oenothera Biennis L.

Os principais sintomas da TPM, como irritabilidade, cefaleia, inchaços, dores abdominais e ganho de peso estão relacionados a alterações no metabolismo de prostaglandinas. Como o principal constituinte do óleo de prímula é o ácido gama-linolênico (GLA), que regula a síntese de prostaglandinas, auxilia na diminuição desses sintomas, aumenta a produção de substâncias anti-inflamatórias e regula os hormônios sexuais femininos, o estrógeno, a progesterona e a prolactina.

Como usar?
De 2 a 6g a partir do 14° dia do ciclo menstrual.

10. Vitex Agnus-Castus L. (Verbenaceae)

A parte utilizada dessa planta são as folhas e os frutos em forma de chá. A espécie conta com inúmeros relatos na literatura que comprovam sua ação normalizadora e balanceadora do estrógeno e da progesterona, benéfica no tratamento da menstruação irregular e dolorosa, infertilidade, TPM e endometriose. Já os flavonoides neuroativos podem modular os distúrbios de humor. Outros efeitos endócrinos estão relacionados ao aumento da produção de progesterona e a formação do corpo lúteo. Além disso, os ativos do vitex agnus reprimem a liberação de prolactina e melhoram os sintomas da TPM.

Sinal vermelho!
Deve ser evitado em mulheres que usam hormônios sexuais exógenos, incluindo os contraceptivos orais. Eventualmente, a sua ingestão pode ocasionar erupções cutâneas, dor de cabeça e distúrbios gastrointestinais.

Fique atenta: a avaliação e prescrição dessas suplementações devem sempre ser orientadas e prescritas por um profissional médico ou nutricionista e analisadas individualmente. Como já comentei, cada caso é um caso.

CAPÍTULO 6

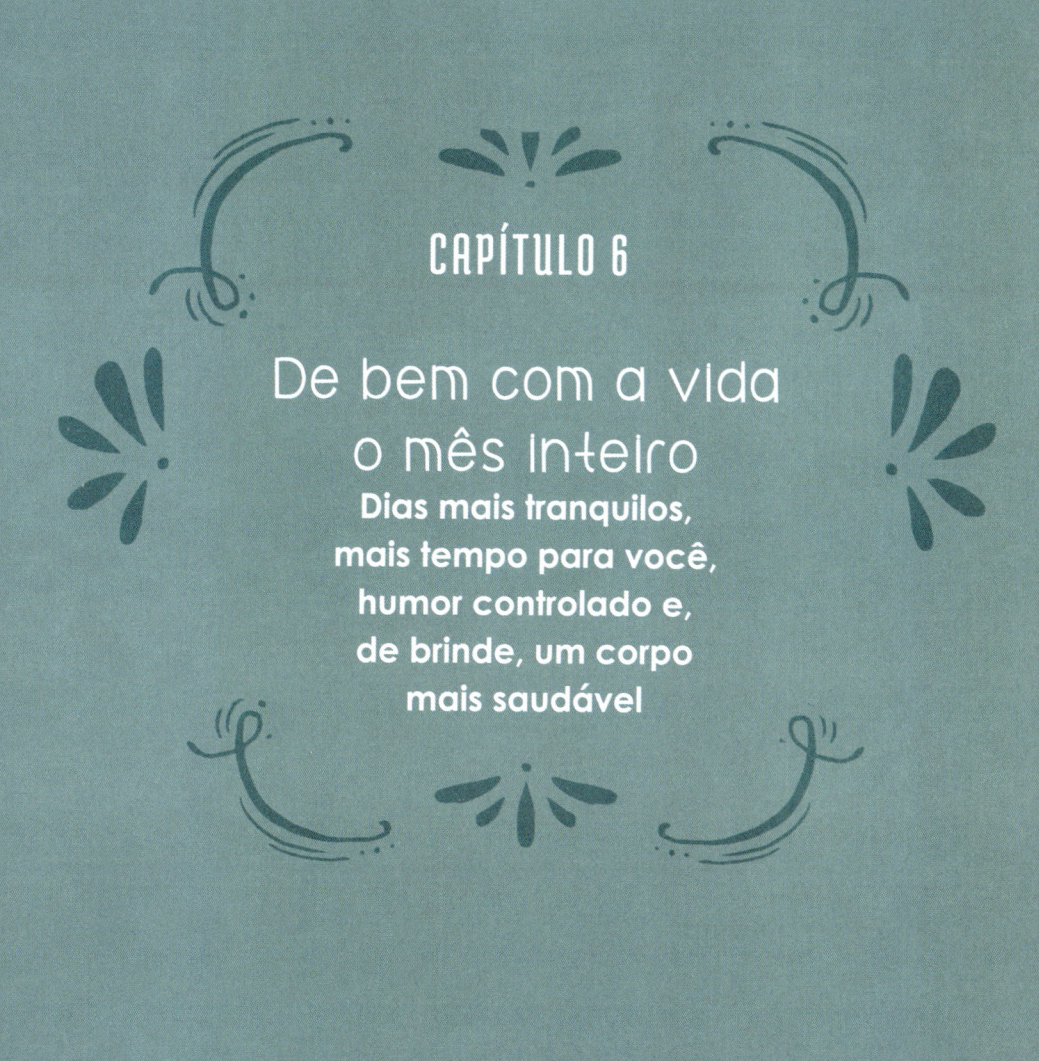

De bem com a vida o mês inteiro

Dias mais tranquilos, mais tempo para você, humor controlado e, de brinde, um corpo mais saudável

Hidrate-se

Nada como os líquidos para deixar o corpo mais hidratado e saudável. Isso porque, o maior consumo de água faz com que os rins trabalhem melhor e, consequentemente, eliminem o excesso de fluidos. Mas nada de exageros. O recomendado é beber de dois a três litros ao dia. Você pode, por exemplo, ter sempre uma garrafinha de água por perto, na bolsa ou na mesa de trabalho. Além da água, vale também apostar nas infusões e chás, água de coco, limonada (sem açúcar), águas aromatizadas, aquelas com gengibre e hortelã, por exemplo. Nada muito difícil.

Aposte na drenagem

Essa massagem terapêutica aumenta a irrigação e favorece a eliminação de toxinas e impurezas do corpo. Você elimina alguns sintomas da TPM e, de quebra, diminui o inchaço e pode fazer uma massagem relaxante depois.

Pratique atividades físicas

A caminhada e a corrida também são aliados quando o assunto é eliminar o excesso de fluidos. Essas atividades aumentam a circulação e a irrigação dos rins. Na região do pé, existe um conjunto de vasos sanguíneos e é importante estimulá-la, pois o sangue circula melhor no corpo.

Você ganha três vezes ao escolher uma atividade física: além de melhorar a circulação sanguínea e, consequentemente, o transporte de oxigênio e nutrientes essenciais, que auxilia em todas as funções vitais, ganha um corpo mais bonito e sente-se mais feliz. Durante o exercício, há a liberação de hormônios, principalmente a endorfina que está diretamente ligado à sensação de prazer. Mesmo na hora do alongamento, esse hormônio entra em ação, já proporcionando o bem-estar.

No caso da ansiedade, angústia e mau humor, as atividades mais recomendadas são ioga, alongamento, pilates, técnicas de meditação e respiração. Mas todos os exercícios são benéficos – cabe a você escolher o que mais combina com seu perfil.

Fique longe deles: os vilões da TPM

Sal

Diminua a quantidade de sal ingerida principalmente se a sua TPM for caracterizada por retenção de líquidos (inchaços, inclusive nos seios e sensação de peso). Evite, inclusive, alimentos enlatados conservados em sal, como alcaparras, azeitonas, anchovas, picles, palmito e milho.

Carboidratos refinados

Apesar da sensação de que apenas os alimentos com açúcar alivia o sentimento da angústia, evite os carboidratos refinados. Para ser metabolizado, o açúcar precisa de magnésio, cálcio e vitamina B6, e esses são elementos essenciais para evitar vários sintomas no período menstrual, como dores musculares, nervosismo e ansiedade. Assim, o consumo de carboidratos refinados diminui a absorção de cálcio e magnésio. Além disso, o açúcar altera os níveis de glicemia e de insulina (podendo ocasionar mais fome e compulsão por doces). Ah, e o açúcar também pode intensificar os inchaços e a fadiga.

Cafeína, chocolate ao leite e estimulantes

Deixe de lado alimentos que contenham cafeína e seus derivados, como café, refrigerantes à base de cola e chá preto e estimulantes, eles aumentam a tensão e a sensibilidade, agravando a TPM. A cafeína e o chocolate possuem metilxantinas, substâncias que aumentam a formação de prostaglantinas pró-inflamatórias (que pioram os sintomas da TPM). O chocolate amargo (acima de 70% de cacau) pode ser consumido em pequenas quantidades com mais frequência.

Leite

Pode alterar a flora bacteriana intestinal além de atrapalhar na absorção do magnésio, que é essencial para melhorar os sintomas da TPM. Com cálcio demais e magnésio de menos, os sintomas de ansiedade e irritabilidade podem se agravar. Portanto, nos cinco dias que antecedem e durante a fase menstrual, é melhor evitar. Apesar de o cálcio ser essencial para aliviar os sintomas, é preferível que utilizá-lo em outras fontes, com os vegetais verdes escuros.

Gorduras saturadas, como bacon, embutidos e tortas ou pães recheados

Evite a ingestão de alimentos ricos em gorduras hidrogenadas, saturadas e trans, como óleo, manteiga, margarina, sorvetes de massa, carnes gordurosas, processadas, embutidos e frituras. Eles podem aumentar a produção de estrogênio, propiciar o aparecimento da acne e favorecer a formação de prostaglandinas pró-inflamatórias.

Álcool

Apesar de, à primeira vista, aliviar a ansiedade, a ingestão de bebidas alcoólicas piora os sintomas de irritabilidade e de depressão. Além disso, intensifica a retenção de líquidos e os quadros de dores, e altera o sono, com sonolência excessiva ou insônia. O álcool age inibindo a absorção de algumas vitaminas e ácidos graxos, além de atrapalhar o trabalho do fígado e interagir com as medicações quando prescritas.

Fast-food, frituras e alimentos industrializados

Para aumentar o tempo de conserva, o sabor, a apresentação e as cores, esses alimentos passam por diversos processos. Por isso, sobrecarregam o fígado, não possuem fácil digestão e tem alta carga de sódio, substância responsável pelo aumento da retenção de líquidos e os sintomas da TPM.

Cigarro

Ocasiona um estado pró-inflamatório e piora os sintomas da TPM. Para cada cigarro fumado, o organismo gasta 25mg de vitamina C.

Tabelas nutricionais
Atenção e cuidado

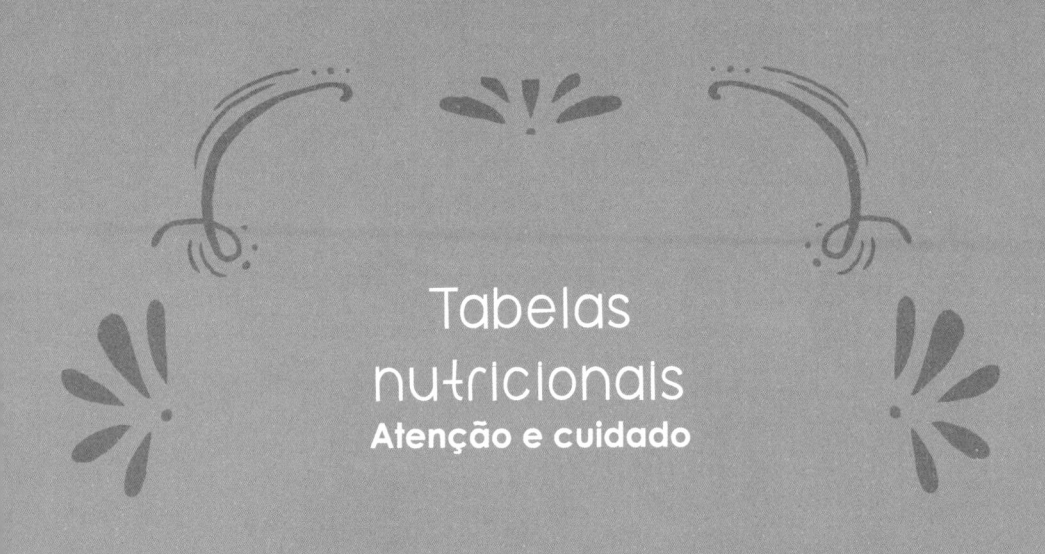

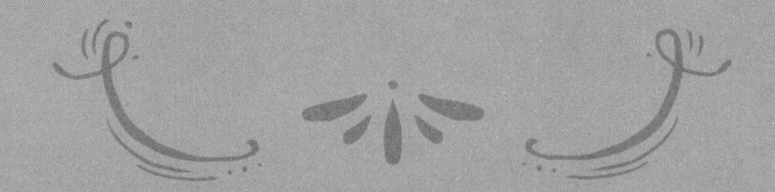

1. Da banana ao salmão cozido: vontade de comer doces controlada

ONDE ENCONTRAR A VITAMINA B6			
Alimentos	Peso	Quantidade de vitamina B6	Energia
Bife de fígado	100 g	1,43mg	169 calorias
Banana	118 g	0,7mg	112 calorias
Salmão cozido	100 g	0,65mg	273 calorias
Frango cozido	100 g	0,63mg	170 calorias
Batata assada no forno	100 g	0,46mg	152 calorias
Suco de ameixa	192 g	0,42mg	151 calorias
Avelã	68 g	0,41mg	430 calorias
Camarão cozido	100 g	0,4mg	82 calorias
Castanhas	72 g	0,36mg	191 calorias
Suco de tomate	242 g	0,34mg	27 calorias
Melancia	152 g	0,22mg	36 calorias
Espinafre cru	100 g	0,17mg	22 calorias
Gérmen de trigo	14 g	0,14mg	51 calorias

Fonte: Hands, E.S. (9)

Vale lembrar que o preparo desses alimentos merece atenção. Sem alguns cuidados básicos, as vitaminas e nutrientes podem se perder. Sempre que possível, consuma os alimentos crus ou cozidos no vapor.

2. Avelã + castanha: humor na medida certa
Onde encontrar o Magnésio

Alimentos	Peso	Magnésio	Energia
Sementes de abóbora	57 g	303mg	327 calorias
Amêndoas	78 g	238mg	499 calorias
Avelã	68 g	192mg	430 calorias
Castanha-do-pará	70 g	166mg	489 calorias
Amendoim	72 g	125mg	415 calorias
Sementes de girassol	68 g	82mg	397 calorias
Alcachofra	120 g	72mg	95 calorias
Espinafre	100 g	64mg	22 calorias
Aveia cozida	234 g	56mg	145 calorias
Beterraba fresca cozida	72 g	49mg	32 calorias
Gérmen de trigo	14 g	45mg	51 calorias
Iogurte	245 g	43mg	186 calorias
Arroz integral	98 g	42mg	343 calorias
Abacate	100 g	39mg	162 calorias
Ameixa	85 g	38mg	75 calorias
Banana	118 g	34mg	112 calorias
Leite desnatado	245 g	28mg	88 calorias
Suco de laranja	242 g	27mg	154 calorias

Fonte: Hands, E.S.

3. Iogurtes e queijo cottage para dias mais calmos

Onde encontrar o Cálcio

Alimentos ricos em cálcio de origem animal	Peso (g)	Cálcio (mg)
Iogurte desnatado com baixo teor de gordura	245	488
Leite desnatado	245	300
Iogurte integral	200	300
Leite integral	244	290
Queijo cottage	28,4	153
Sardinha sem pele	100	84
Iogurte de soja	170	250
Caruru	100 g	538
Espinafre cozido	95	140
Tofu	124	138
Castanha-do-pará	70	123
Feijão de soja cozido	86	119
Feijão cozido	127	64
Folhas de mostarda cozidas	70	51
Quiabo cozido	92	50
Ameixas secas	85	43
Brócolis cozido	85	42

Fonte: Hands, E.S.

Alimentos ricos em cálcio que não contém leite de vaca

Fonte	Quantidade de cálcio	Fonte	Quantidade de cálcio
85g de sardinha enlatada com espinhas	372mg	½ xícara de couve-manteiga cozida	90mg
1 xícara de amêndoas	332mg	1 xícara de brócolis cozido	72mg
1 xícara de castanha-do-pará	260mg	100 gramas de laranja	40mg
1 xícara de ostras	226mg	140 gramas de mamão	35mg
1 xícara de ruibarbo	174mg	30 gramas de pão	32mg
85 gramas de salmão enlatado com espinhas	167mg	120 gramas de abóbora	32mg
1 xícara de carne de porco com feijão	138mg	70 gramas de cenoura	20mg
1 xícara de espinafre cozido	138mg	140 gramas de cereja	20mg
1 xícara de tofu	130mg	120 gramas de banana	7mg
1 xícara de amendoins	107mg	14 gramas de gérmen de trigo	6,4mg

Fonte: Hands, E.S.

Biodisponibilidade de cálcio nos alimentos
Comparação da absorção de cálcio em várias fontes nutricionais

Alimento	Teor de cálcio (mg/g de alimento)	Absorção fracional (%)	Tamanho da porção (g) necessária para substituir 240g de leite
Leite integral	1,25	32,1	240
Iogurte	1,25	32,1	240
Queijo cheddar	7,21	32,1	41,7
Queijo branco	10,0	32,1	30,0
Feijão vermelho	0,24	24,4	1605
Feijão branco	1,03	21,8	437,7
Brócolis	0,49	61,3	321
Suco de frutas c/ citrato malato de Ca*	1,25	52,0	148,2
Couve	0,72	49,3	275,1
Espinafre	1,35	5,1	1375,7
Batata doce	0,27	22,2	1605,0
Tofú com cálcio	2,05	31,0	150,5

(Am J Clin Nutr 1999. *American Society for Clinical Nutrition*)

Fique atenta

A quantidade de cálcio contida em produtos industrializados pode variar dependendo do processo que foram submetidos. As quantidades de cálcio devem ser conferidas nas embalagens.

4. Óleo de girassol e avelã: menos irritabilidade e ansiedade

Onde encontrar a Vitamina E

Alimentos	Peso	Vitamina E
Óleo de gérmen de trigo	13,6 g	26mg
Semente de girassol	33 g	17mg
Avelã	68 g	16mg
Óleo de girassol	13,6 g	7mg
Amendoim	72 g	5mg
Óleo de amêndoa	13,6 g	5 mg
Castanha-do-pará	70 g	5mg
Amêndoa	78 g	4,3mg
Pistache	64 g	3,3mg

Fonte: Hands, E.S.

5. Ômega 3 e a redução de cefaleia e dores nos selos

Onde encontrar Ômega 3

Alimento	Porção	Quantidade em ômega 3	Energia
Sardinha	100 g	3,3 g	124 calorias
Arenque	100 g	1,6 g	230 calorias
Salmão	100 g	1,4 g	211 calorias
Atum	100 g	0,5 g	146 calorias
Sementes de chia	28 g	5,06 g	127 calorias
Sementes de linhaça	20 g	1,6 g	103 calorias
Nozes	28 g	2,6 g	198 calorias

Fonte: HANDS, E.S.

Teor de Ômega-6 e Ômega-3 em alguns alimentos

Alimento (100g)	Teor de Ω-6 (g)	Teor de Ω-3 (g)	Relação Ω-6 : Ω-3
Óleo de linhaça	12,7	53,3	1 para 4
Óleo de canola	18,8	6,3	3 para 1
Óleo de oliva	9,7	0,7	13,7 para 1
Óleo de soja	51,0	6,8	7,5 para 1
Linhaça (semente)	5,4	19,8	1 para 3,6
Nozes cruas	35,3	8,8	4 para 1

Referências bibliográficas

THYS-JACOB, S. *et al*. Premenstrual Syndrome Study Group: calcium carbonate and the premenstrual syndrome: effects on premenstrual and menstrual symptoms. *Am J Obstet Gynecol* 179 (2): 444-452, 1998.

PARRY, B.L. *45 years old woman with premenstrual dysfhoric disorder*. JAMA 281: 368-373, 1999.

Wender MCO, Freitas F, Valiati B, Accetta SG, Campos LS. Síndrome prémenstrual. In: Freitas F, Menke CH, Rivoire W, Passos EP. *Rotinas em ginecologia*. Editora Artmed, p. 86-91, Porto Alegre, 2003.

Cavalcanti SMO, Vitiello N. *Síndrome da tensão pré-menstrual*. Femina, 15: 776-80,1987.

VALENTE CA, Nunes MG, Haidar MA. Síndrome pré-menstrual. In: Prado FC, Ramos J, Valle, JR. *Atualização terapêutica*. 21 ed. Editora Artes Médicas, p. 612-3, São Paulo, 2003.

HALBREICH, U et al. *The prevalence, impairment, impact, and burden of premenstrual dysphoric disorder (PMS/PMDD)*. Psychoneuroendocrinology 28: 1-23, 2003.

SILVA, C.M.L. e Colaboradores. *Estudo Populacional de síndrome pré-menstrual*. Rev Saúde Pública. Vol. 40. Num. 1. São Paulo, jan/fev, 2006.

MAHAN, L.K.; STUMP, S.E. *Alimentos, nutrição e dietoterapia*. 10ª edição, Editora: Roca, 2005.

American Psychiatric Association. *Diagnostic and Statistical Manual of Mental Disorder*. Washington DC: American Psychiatric Association PRESS, 1987.

PASCHOAL, Valéria et al. *Suplementação Funcional Magistral: dos Nutrientes aos Compostos Bioativos*,2008 (Coleção Nutrição Clínica Funcional).1998. p 71.

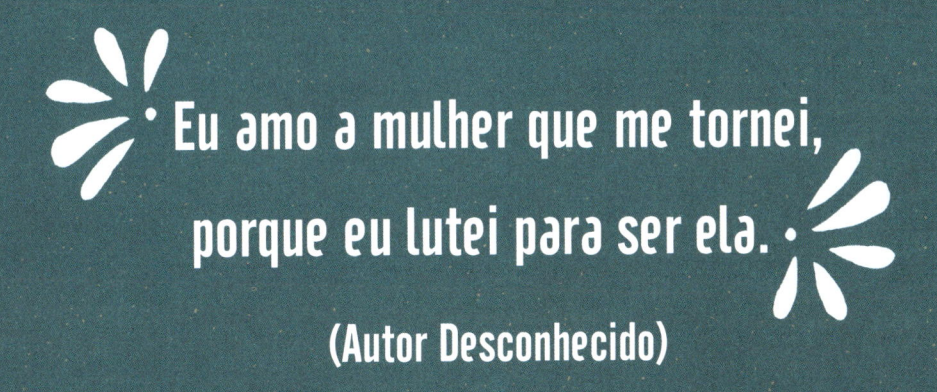

"Eu amo a mulher que me tornei, porque eu lutei para ser ela."

(Autor Desconhecido)

RECEITAS

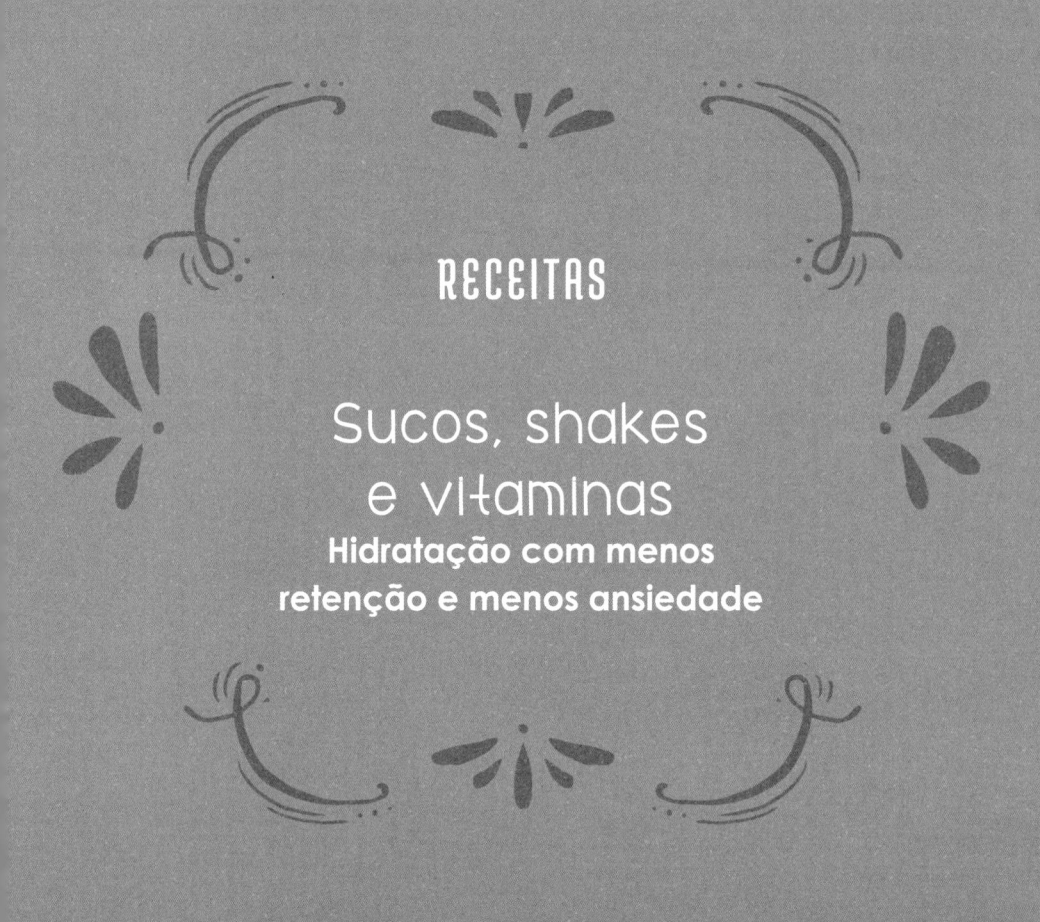

Sucos, shakes e vitaminas
Hidratação com menos retenção e menos ansiedade

1. Suco ansiolítico
Rendimento: 1 porção

Ingredientes
100 ml de água
1 colher de sopa de cenoura ralada
2 colheres de sopa de espinafre
1/2 maçã vermelha com casca
1 colher de sopa cheia de beterraba ralada

Modo de preparo
Lave bem todos ingredientes adequadamente e os coloque no liquidificador. Bata bem. Sirva a seguir.

Valores nutricionais por porção
Calorias: 56kcal
Proteínas: 1,40g
Carboidratos: 14g
Lipídios: 0,05g
Fibras: 2,50g

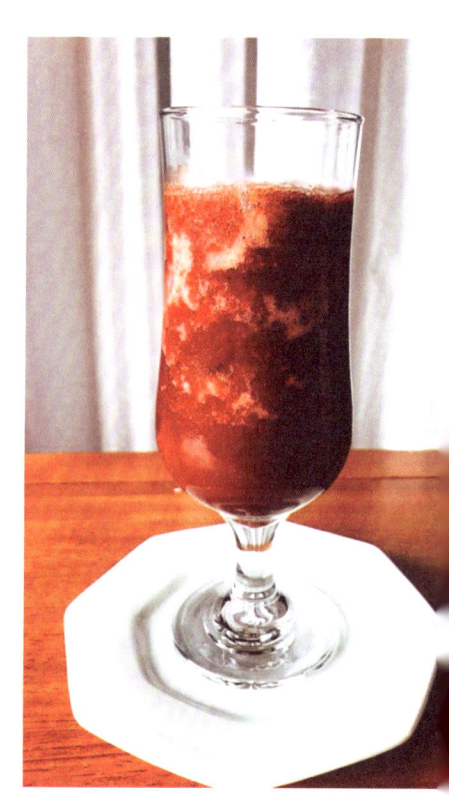

2. Suco diurético

Rendimento: 1 porção

Ingredientes

1/4 de prato de sobremesa de couve-manteiga
1 fatia média de melão
1 colher de sopa de hortelã
1 colher de chá de suco de limão
1 colher de chá de gengibre ralado
200 ml de água de coco

Modo de preparo

Bata tudo no liquidificador até ficar bem homogêneo. Sirva a seguir.

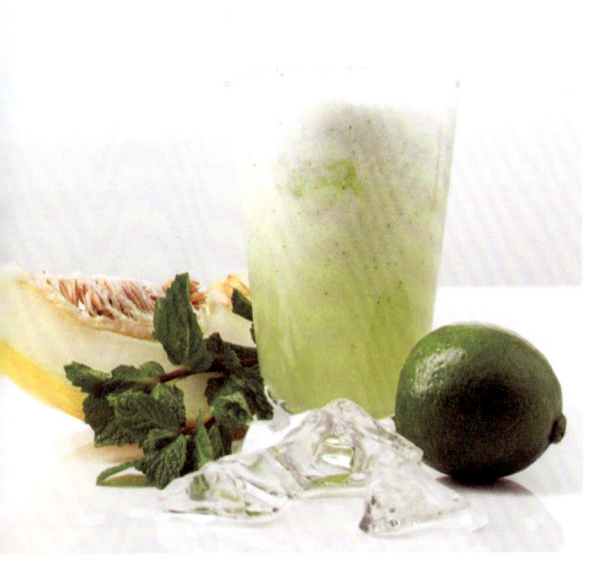

Valores nutricionais por porção
Calorias: 86kcal
Proteínas: 1.60g
Carboidratos: 22g
Lipídios: 0.12g
Fibras: 1g

3. Shake prestígio

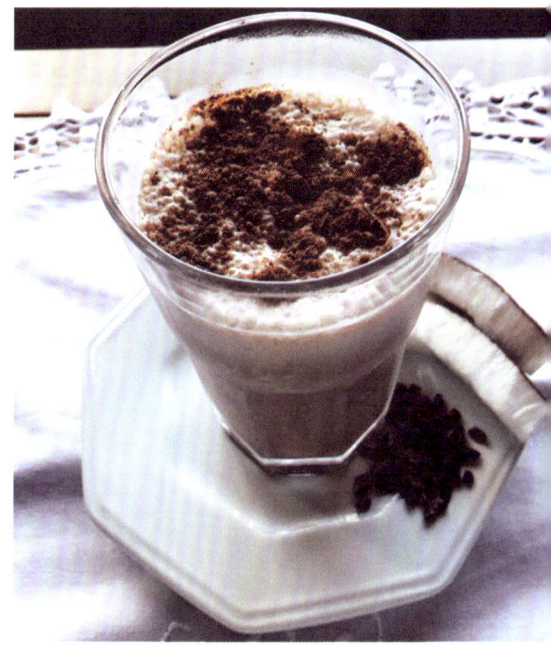

Rendimento: 1 porção

Ingredientes

200 ml de leite de soja light
1/2 colher de sopa cheia de cacau em pó
1/2 colher de sopa de coco (fresco)
2 cubos de gelo

Modo de preparo

Coloque no liquidificador todos os ingredientes. Bata bem. Sirva a seguir.

Valores nutricionais por porção
Calorias: 133kcal
Proteínas: 8g
Carboidratos: 7,60g
Lipídios: 8g
Fibras: 3g

4. Vitamina Anti-TPM

Rendimento: 1 porção

Ingredientes

200 ml de leite de amêndoas
1 colher de chá cheia de cacau em pó
1 colher de café de canela em pó
1/2 banana prata
1 colher de sobremesa de semente de linhaça triturada

Modo de preparo

Bata todos os ingredientes no liquidificador até obter uma mistura homogênea. Sirva a seguir.

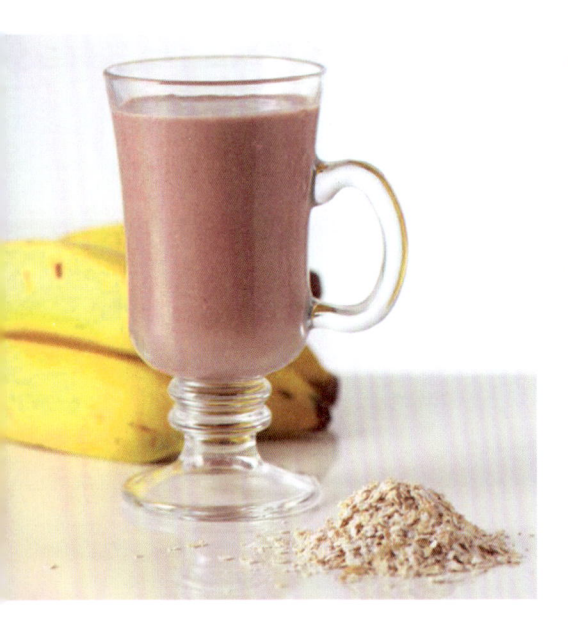

Valores nutricionais por porção
Calorias: 177kcal
Proteínas: 5g
Carboidratos: 19g
Lipídios: 9g
Fibras: 7g

5. Vitamina calmante

Rendimento: 1 porção

Ingredientes
200 ml de iogurte natural desnatado
1/2 xícara de chá de maracujá (polpa)
1 colher de chá de mel de abelha
1 colher de sopa de farelo de aveia

Modo de preparo
Bata todos os ingredientes no liquidificador e sirva a seguir.

Valores nutricionais por porção
Calorias: 155kcal
Proteínas: 9g
Carboidratos: 25g
Lipídios: 2g
Fibras: 2g

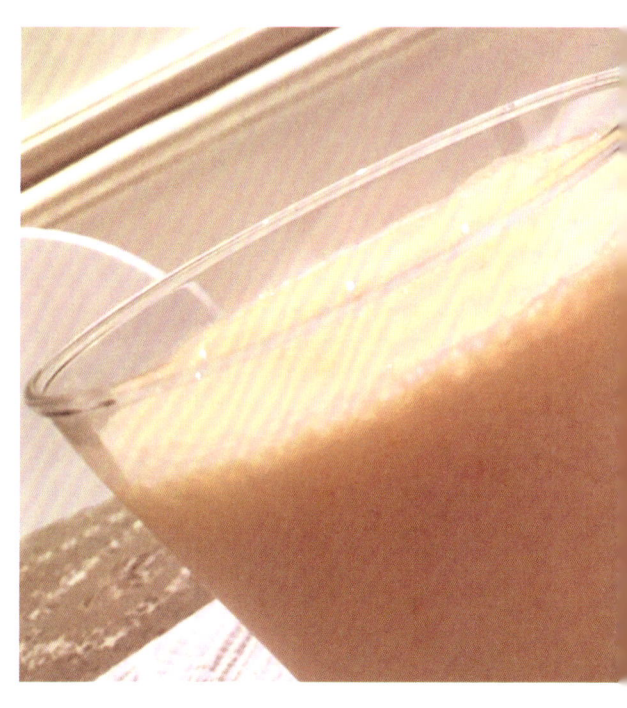

RECEITAS

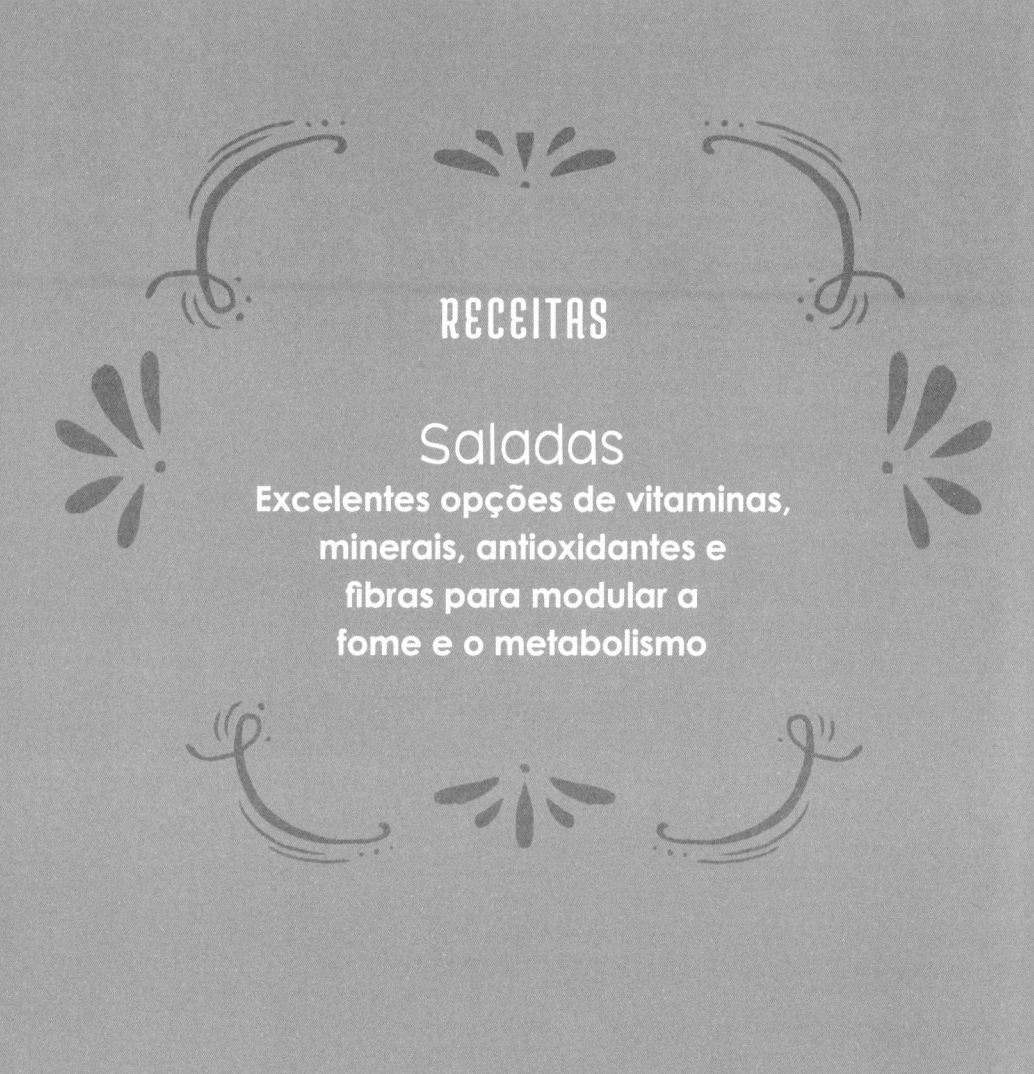

Saladas
Excelentes opções de vitaminas, minerais, antioxidantes e fibras para modular a fome e o metabolismo

6. Salada anti-TPM
Rendimento: 2 porções

Ingredientes
1 prato de mesa de alface ou escarola
3 fatias médias de tomate
2 colheres de sopa de cenoura ralada
1 colher de sopa de salsinha
2 colheres de servir de edamame
2 nozes
1 colher de sobremesa de azeite de oliva (extra virgem)
1 colher de sopa de vinagre de maçã

Modo de preparo
Lave adequadamente os vegetais. Pique a salsinha e quebre as nozes em pedaços. Cozinhe ligeiramente o edamame, retire os grãos de soja da vagem e reserve. Em uma travessa disponha as folhas, coloque as fatias de tomate, a cenoura, os grãos de soja verde (edamame), a salsinha picada e as nozes. Tempere com o vinagre de maçã e azeite de oliva. Sirva a seguir.

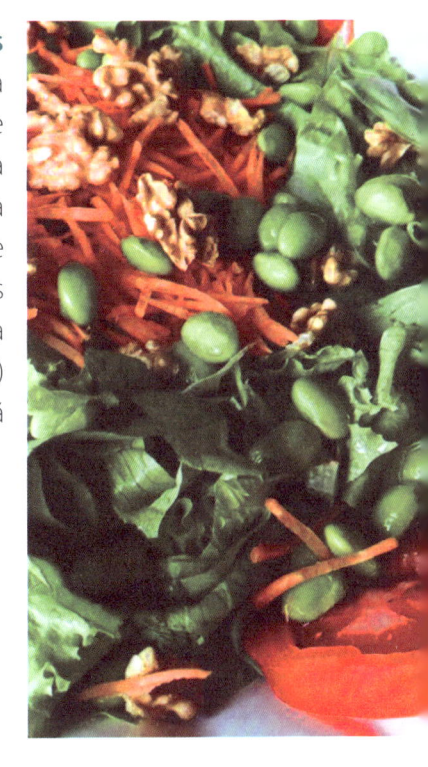

Valores nutricionais por porção
Calorias: 145kcal
Proteínas: 8g
Carboidratos: 10g
Lipídios: 11g
Fibras: 5g

7. Salada verde com romã e gergelim

Rendimento: 2 porções

Ingredientes

1 prato de mesa de alface roxa
1 prato de mesa de alface crespa
1 pires de chá de erva doce (fresca)
6 tomates cereja
1/2 porção de sementes de romã
2 colheres de sobremesa de semente de gergelim
2 colheres de sobremesa de azeite de oliva (extra virgem)
1 colher de chá de limão siciliano

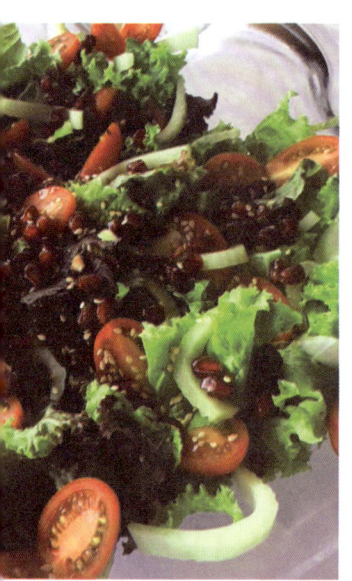

Modo de preparo

Lave adequadamente os vegetais. Tire as sementes da romã e separe-as. Em uma tigela distribua as folhas das alfaces picadas, a erva doce cortada em tiras finas e os tomates cerejas cortados ao meio. Salpique com as sementes da romã e gergelim. Finalize temperando com limão siciliano e azeite. Sirva a seguir.

Valores nutricionais por porção
Calorias: 204kcal
Proteínas: 4g
Carboidratos: 16g
Lipídios: 15g
Fibras: 5g

8. Salada de folhas ao molho de abacate e coco

Rendimento: 1 porção

Ingredientes

1/4 prato de mesa de alface crespa
1/4 prato de mesa de rúcula
1/4 de tomate médio
1/2 cebola roxa
1/2 tubete de palmito pupunha
1 colher de chá de coco ralado desidratado
3 colheres de sopa de abacate
2 colheres de sopa de suco de limão
1 colher de café de pimenta rosa
1/4 colher de sobremesa de azeite de oliva (extra virgem)
1 colher de café de sal rosa do Himalaia

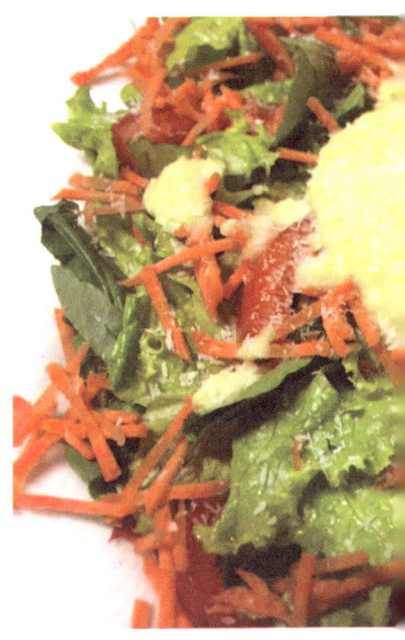

Modo de preparo

Lave bem os vegetais. Pique as folhas verdes, corte os tomates em pedaços e reserve. Em um pote misture o abacate, o limão, o azeite, a pimenta e o sal. Misture bem até formar um molho homogêneo. Reserve. Disponha em uma travessa as folhas, a cebola em rodelas, o palmito e os tomates em fatias. Coloque o molho de abacate no centro da salada e polvilhe com o coco ralado. Sirva a seguir.

Valores nutricionais por porção
Calorias: 196kcal
Proteínas: 3g
Carboidratos: 12g
Lipídios: 16g
Fibras: 5g

9. Salada de quinoa com manga

Rendimento: 2 porções

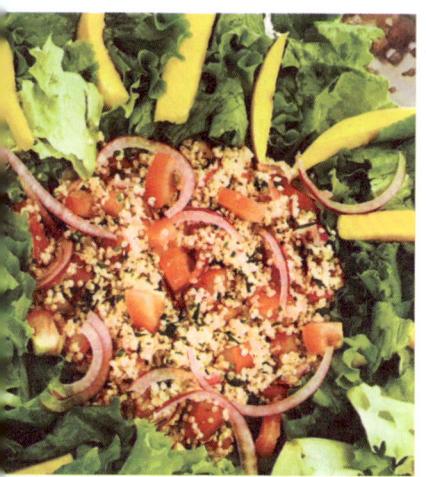

Ingredientes

1/2 prato de mesa de alface-crespa
1/2 prato de mesa de alface-americana
4 fatias médias de tomate
1/4 cebola roxa
1/2 unidade grande de manga
4 colheres de sopa de quinoa em grãos
1/2 colher de sopa de salsinha (crua)
1 colher de sopa de suco de limão
1 colher de sobremesa de azeite de oliva (extra virgem)

Modo de preparo

Lave bem os vegetais. Pique as folhas das alfaces, corte em fatias a cebola roxa e a manga. Reserve. Lave os grãos de quinoa e escorra a água. Em uma panela coloque água para ferver. Assim que abrir fervura, coloque a quinoa e deixe cozinhar por 10 a 15 minutos. Escorra bem. Reserve até esfriar. Misture os grãos de quinoa com o tomate, a cebola roxa e a salsinha bem picados. Em uma travessa coloque as folhas, a quinoa já misturada com o vinagrete e a manga. Tempere com o suco de limão e o azeite. Sirva a seguir.

Valores nutricionais por porção
Calorias: 224kcal
Proteínas: 8g
Carboidratos: 44g
Lipídios: 6g
Fibras: 7g

RECEITAS

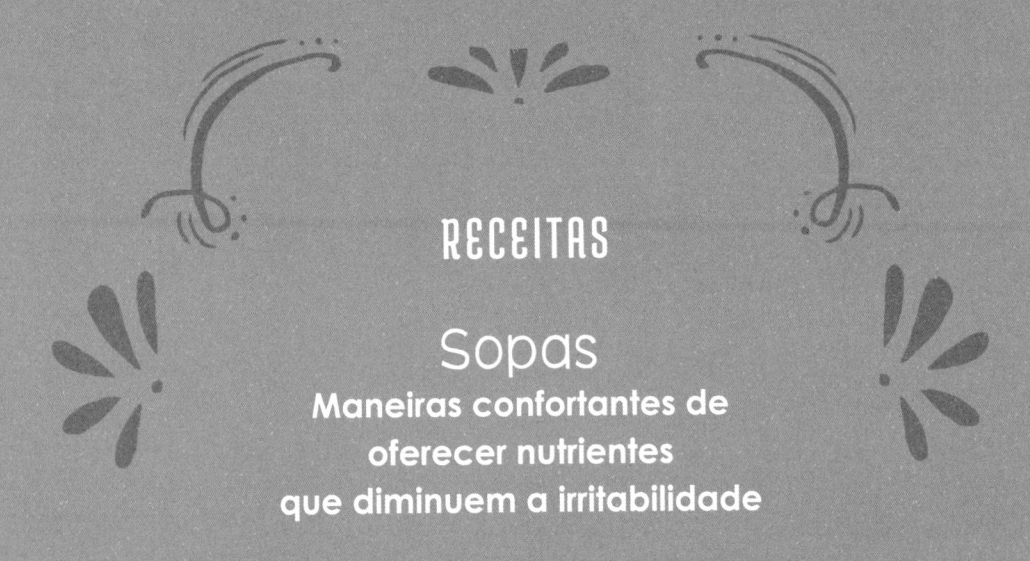

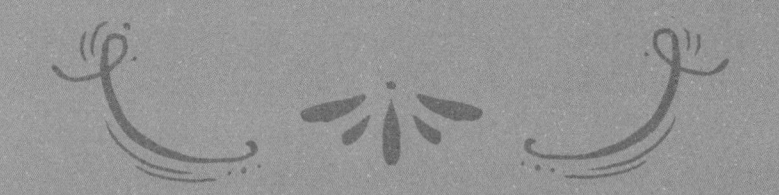

Sopas
Maneiras confortantes de oferecer nutrientes que diminuem a irritabilidade

10. Sopa creme de cenoura com frango

Rendimento: 2 porções

Ingredientes

2 filés médios de peito de frango
2 cenouras médias
1 cebola média
1 dente de alho pequeno
1/4 colher de sopa de óleo de coco
1 colher de chá de gengibre ralado (fresco)
1 colher de sopa de cebolinha (crua)
600 ml de água
1 colher de café de sal rosa do Himalaia
1/2 colher de sobremesa de azeite de oliva (extra virgem)

Modo de preparo

Lave adequadamente os vegetais. Pique a cebola e o alho e refogue-os na panela com o óleo de coco. Acrescente a cenoura ralada e o gengibre e o frango picado em pedaços grandes, tempere com sal e deixe no fogo até dourar. Adicione a água e deixe cozinhar até amaciar o frango. Retire o frango e o gengibre, bata o restante no liquidificador. Volte o creme na panela, e adicione o frango já desfiado, deixe no fogo até abrir a fervura. Desligue, salpique a cebolinha picada e sirva a seguir.

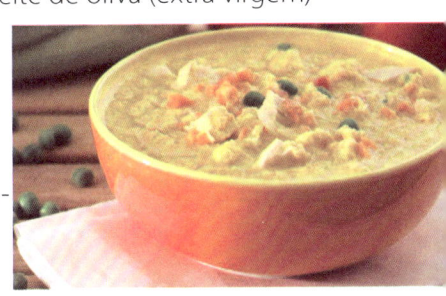

Valores nutricionais por porção
Calorias: 261kcal
Proteínas: 34g
Carboidratos: 16g
Lipídios: 7g
Fibras: 5.50g

11. Sopa de carne com inhame
Rendimento: 2 porções

Ingredientes
2 pedaços grandes de músculo sem gordura
1 cenoura média
1/2 prato de sobremesa de couve-manteiga
1 tomate médio
1 inhame pequeno
6 unidades pequenas de vagem
1 cebola média
1/2 colher de sobremesa de azeite de oliva (extra virgem)
1 colher de café de sal rosa do Himalaia

Modo de preparo
Lave adequadamente os vegetais. Em uma panela de pressão coloque todos os ingredientes picados, acrescente a água até cobrir os alimentos, tampe a panela e mantenha por 15 minutos após a pressão. Desligue o fogo e verifique se todos os ingredientes estão macios. Você pode deixar em pedaços ou bater no liquidificador, caso prefira a sopa em creme. Adicione o azeite. Sirva a seguir.

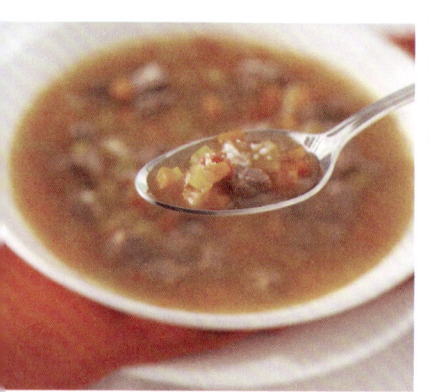

Valores nutricionais por porção
Calorias: 322kcal
Proteínas: 34g
Carboidratos: 26g
Lipídios: 9g
Fibras: 5g

12. Sopa de abóbora e agrião

Rendimento: 1 porção

Ingredientes

6 pedaços médios de abóbora
1/4 prato de mesa de agrião
1 colher de chá de gengibre ralado (fresco)
1/2 cebola
1 dente de alho
2 colheres de sopa de cebolinha
1/2 colher de sobremesa de azeite de oliva (extra virgem)
500 ml de água
1 colher de café de sal rosa do Himalaia

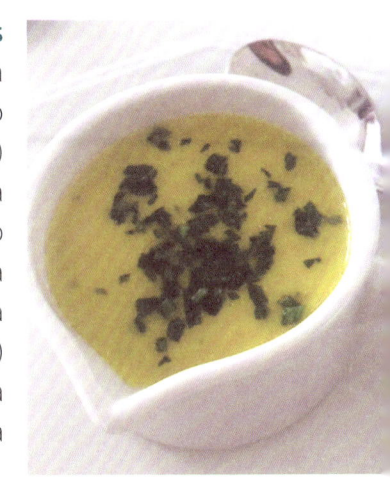

Modo de preparo

Em uma panela, coloque o azeite e refogue a cebola e o alho picados. Acrescente a abóbora picada e o gengibre, e refogue. Salpique o sal e adicione a água, deixando cozinhar por 15 minutos, em fogo brando, com a panela tampada. Bata tudo no liquidificador e volte ao fogo. Acrescente as folhas de agrião, mexa e salpique a cebolinha por cima. Sirva a seguir.

Valores nutricionais por porção
Calorias: 114kcal
Proteínas: 3g
Carboidratos: 16g
Lipídios: 5g
Fibras: 3g

13. Sopa fria de beterraba

Rendimento: 2 porções

Ingredientes

85 ml de iogurte natural desnatado
6 colheres de sopa de leite de coco
1/2 beterraba pequena
1 colher de sopa de hortelã
1 colher de sopa de suco de limão
1/2 colher de sobremesa de azeite de oliva (extra virgem)
1 colher de café de sal rosa do Himalaia

Modo de preparo

Cozinhe as beterrabas em panela de pressão até ficarem macias. Escorra a água e retire a pele. Deixe esfriar e bata no liquidificador com o leite de coco, o iogurte, o sal e o suco de limão. Leve à geladeira por duas horas. Sirva gelada com um fio de azeite e hortelã salpicada por cima.

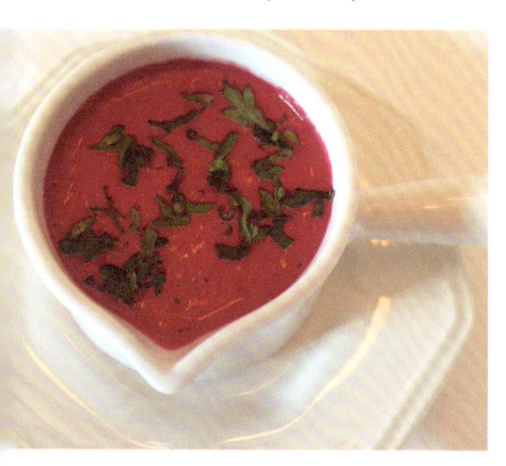

Valores nutricionais por porção
Calorias: 126kcal
Proteínas: 2g
Carboidratos: 5g
Lipídios: 10g
Fibras: 1g

RECEITAS

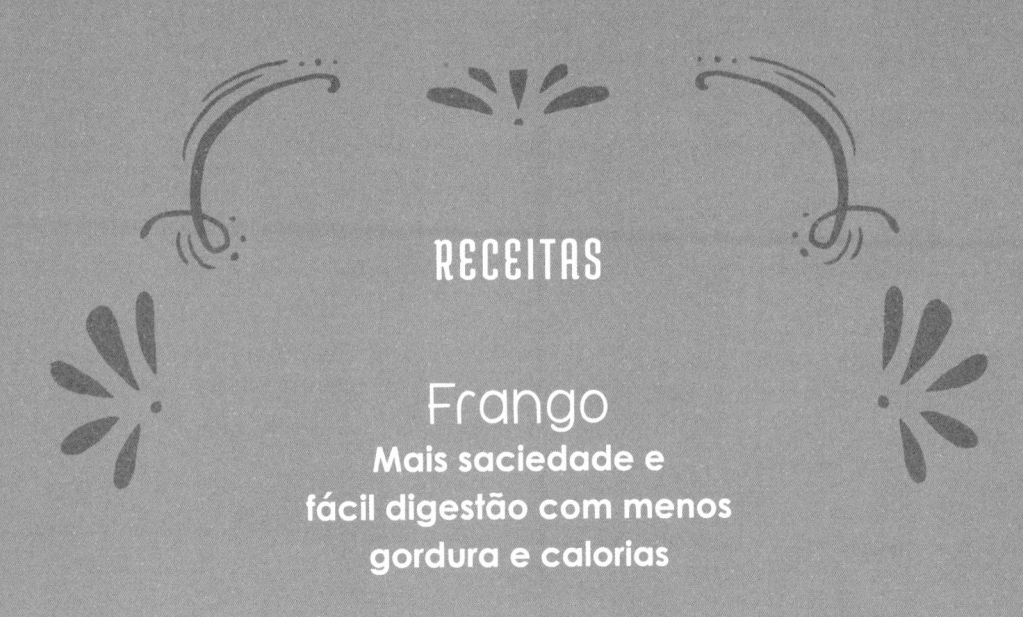

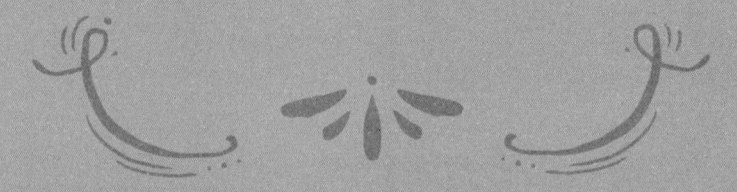

Frango
**Mais saciedade e
fácil digestão com menos
gordura e calorias**

14. Frango ao açafrão

Rendimento: 4 porções

Ingredientes

2 filés grandes de peito de frango sem pele
3 sobrecoxas pequenas de frango sem pele
1 cebola média
2 dentes de alho pequenos
1 colher de chá de açafrão em pó
1/2 colher de sopa de orégano (seco)
1 colher de sobremesa de salsinha fresca
4 colheres de sopa cheia de molho de tomate
1 folha de louro
50 ml de água
1 colher de café de sal rosa do Himalaia

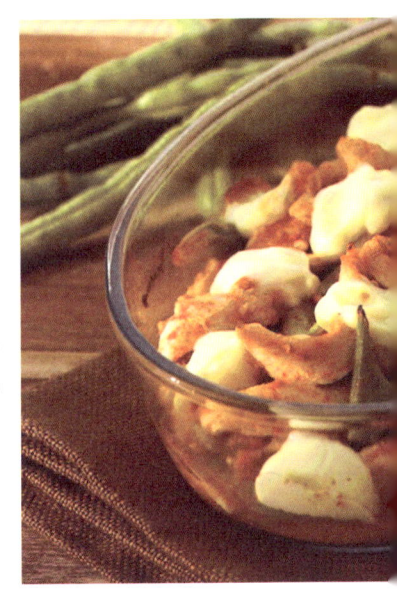

Modo de preparo

Corte o frango em pedaços. Aqueça uma panela antiaderente, coloque o frango e mantenha o fogo baixo. Pique a cebola e o alho e refogue com a proteína. Adicione o molho de tomate e tempere com sal, orégano, louro e açafrão, e mexa delicadamente. Adicione a água, tampe a panela e mantenha o cozimento até o frango ficar cozido e macio. Polvilhe a salsinha. Sirva a seguir.

Valores nutricionais por porção
Calorias: 193kcal
Proteínas: 31g
Carboidratos: 5g
Lipídios: 5g
Fibras: 1,50g

15. Frango ao abacaxi e castanhas

Rendimento: 2 porções

Ingredientes

2 filés grandes de peito de frango sem pele
2 fatias finas de abacaxi
1/4 de cebola
1 dente de alho pequeno
1/2 colher de sopa de óleo de coco
4 unidades de castanha-do-pará
1 colher de sopa de salsinha
1 colher de café de sal rosa do Himalaia

Modo de preparo

Corte o abacaxi e o peito de frango em cubos. Tempere com sal e reserve. Em uma frigideira antiaderente, aqueça o óleo de coco e refogue a cebola e o alho picados. Mexa bem e adicione o frango. Refogue por mais cinco minutos e acrescente as castanhas picadas e misture bem. Salpique o abacaxi e deixe apurar um pouco. Acerte o sal, adicione a salsinha e sirva a seguir.

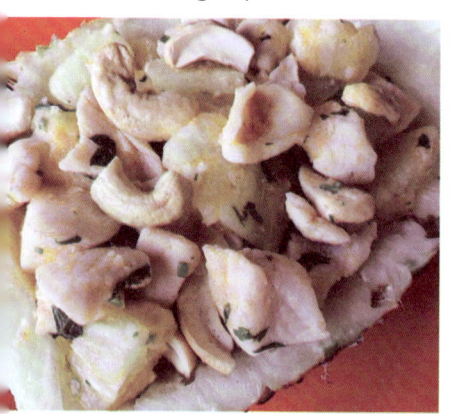

Valores nutricionais por porção
Calorias: 310kcal
Proteínas: 37g
Carboidratos: 12g
Lipídios: 12g
Fibras: 2g

16. Croquete de frango

Rendimento: 4 porções

Ingredientes

2 filés grandes de peito de frango sem pele
5 ramos de couve-flor (cozida)
1 colher de chá de pimenta-do-reino (pó)
2 unidades pequenas de ovo de galinha
1 colher de sopa cheia de alecrim (fresco)
1 colher de café de cúrcuma
1 colher de sopa de suco de limão
2 colheres de sopa cheias de amaranto
1 colher de chá de açafrão em pó
1 talo de salsão
1/2 cebola
2 colheres de café de sal rosa do Himalaia

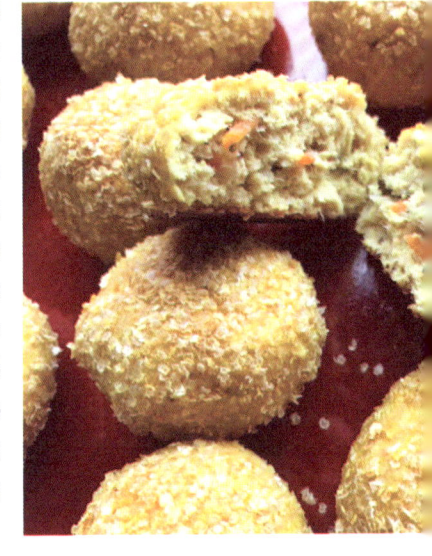

Modo de preparo

Pique o frango em pedaços e cozinhe na pressão com sal, cebola e salsão por 15 minutos ou até ficar bem macio. Deixe esfriar, escorra o caldo e desfie bem. Cozinhe a couve-flor no vapor até ficar macia. Depois de cozidos, bata no processador todos os ingredientes até formar uma massa. Prepare a mistura para empanar (amaranto, açafrão e sal) em um recipiente mais aberto. Unte as mãos com azeite e modele os croquetes; recheie com o que desejar. Asse em uma forma em forno preaquecido a 200 °C, deixe dourar em torno de 25 a 30 minutos.

Valores nutricionais por porção
Calorias: 190kcal
Proteínas: 23g
Carboidratos: 10g
Lipídios: 6g
Fibras: 3g

17. Abobrinha recheada com frango

Rendimento: 4 porções

Ingredientes

2 filés médios de peito de frango
4 abobrinhas médias
1/2 cebola
1 colher de sopa de salsinha
2 dentes pequenos de alho
1 colher de sobremesa de azeite de oliva (extra virgem)
1 colher de sopa de orégano (seco)
4 azeitonas verde
200 ml de molho de tomate
1 colher de café de sal rosa do Himalaia

Modo de preparo

Lave adequadamente a abobrinha. Com um furador ou uma faca retire uma parte do miolo da abobrinha, sem danificar a casca. Tempere com sal e reserve. Processe o peito de frango até ficar bem moído. Em uma panela refogue no azeite a cebola e o alho picados. Acrescente o frango e deixe dourar. Junte a polpa da abobrinha, tempere com sal e orégano e deixe cozinhar por alguns minutos. Acrescente a salsinha e as azeitonas picadas. Recheie as abobrinhas com o frango e as coloque em um refratário. Cubra com o molho de tomate e leve ao forno médio, preaquecido, por cerca de 15 minutos ou até a abobrinha ficar cozida. Sirva a seguir.

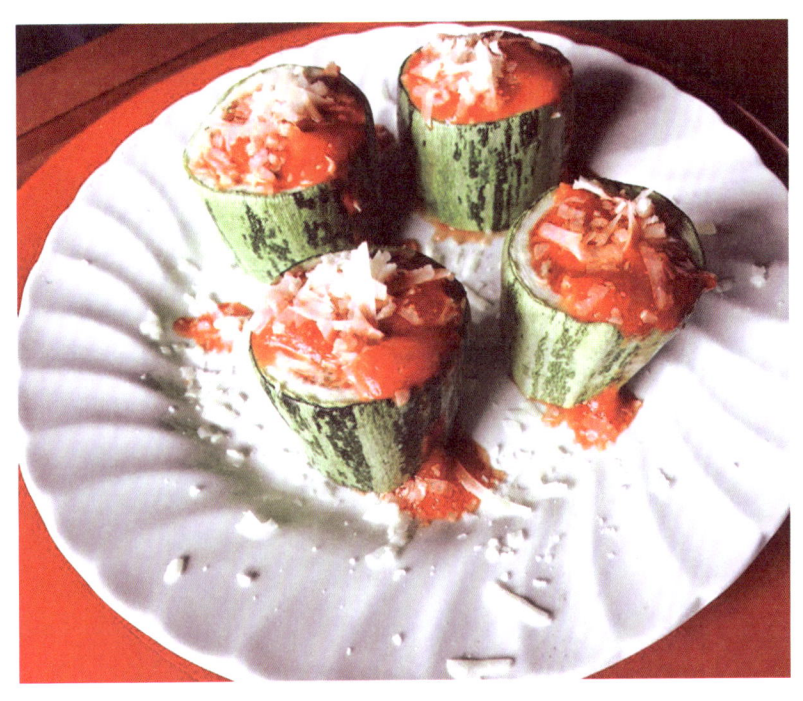

Valores nutricionais por porção
Calorias: 175kcal
Proteínas: 19g
Carboidratos: 16g
Lipídios: 5g
Fibras: 6g

RECEITAS

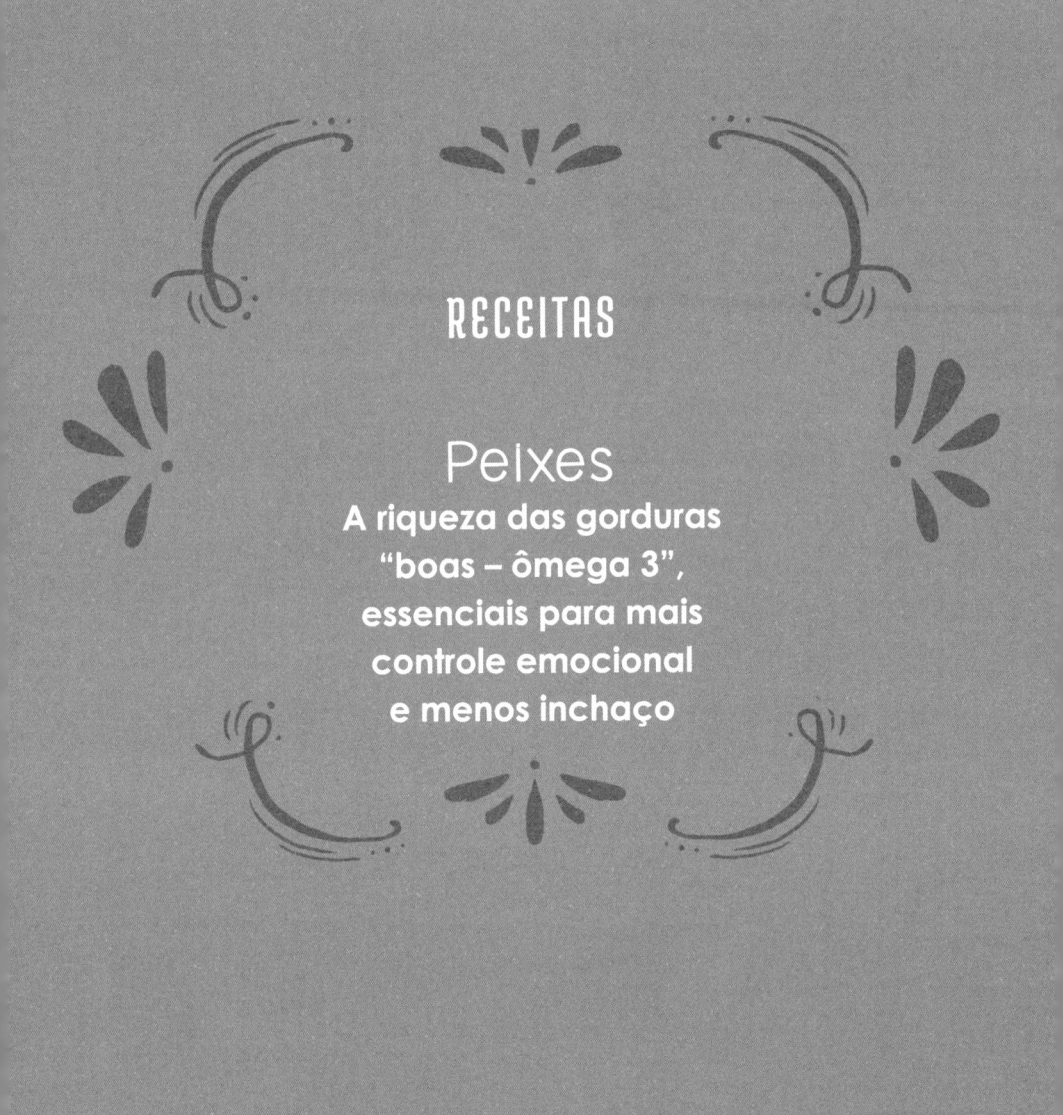

Peixes
**A riqueza das gorduras
"boas – ômega 3",
essenciais para mais
controle emocional
e menos inchaço**

18. Salmão com gergelim

Rendimento: 4 porções

Ingredientes

4 postas média de salmão (cru)
100 ml de suco de laranja (sem açúcar)
3 colheres de sobremesa de semente de gergelim
1 pitada de pimenta caiena
2 dentes de alho
1 colher de café de sal marinho

Modo de preparo

Tempere as postas de salmão com sal, suco de laranja, alho e pimenta. Deixe marinar por cerca de 30 minutos, na geladeira. Coloque-as em um refratário, cubra com papel manteiga e leve ao forno médio por 20 minutos. Retire o papel, cubra as postas com gergelim e leve ao forno por cerca de três minutos ou até dourar levemente, sem ficar seco. Sirva a seguir.

Valores nutricionais por porção
Calorias: 259kcal
Proteínas: 34g
Carboidratos: 8g
Lipídios: 10g
Fibras: 1g

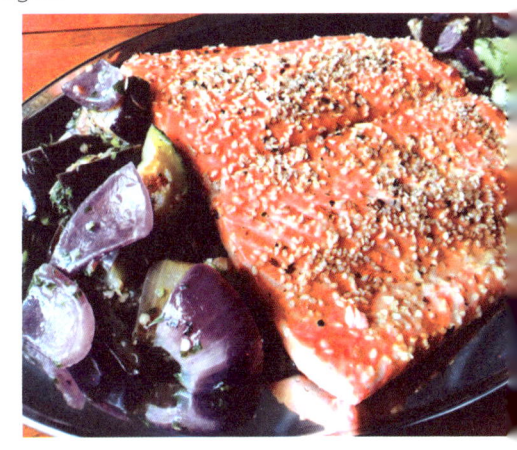

19. Kibe de peixe

Rendimento: 6 porções

Ingredientes

4 colheres de sopa de trigo para quibe
3 colheres de sopa de aveia (flocos finos)
4 filés médios de pescada-branca (crua)
1 ovo de galinha (cru)
1 clara
1 cebola média
2 colheres de sopa de hortelã
1 prato de mesa de escarola (crua)
1/2 colher de sobremesa de azeite de oliva (extra virgem)
1 colher de chá de sal refinado

Modo de preparo

Massa: deixe o trigo de molho em água por uma hora. Passe em uma peneira, lave e esprema com as mãos para retirar toda a água. Reserve. Lave e rale meia cebola e pique a hortelã. Reserve. Tempere as pescadas com sal e cozinhe a vapor. Reserve. Junte a aveia e o trigo. Em um recipiente, acrescente com o trigo os filés de peixe processados e tempere-os com sal. Junte com o ovo, a cebola ralada, uma colher de sobremesa de azeite e a hortelã picada. Mexa até obter uma massa macia e homogênea. Espalhe metade desta mistura em um refratário pequeno e untado. Reserve o restante enquanto prepara o recheio.

Recheio: pique a outra metade da cebola e doure-a em uma panela antiaderente com o azeite restante. Adicione a escarola e refogue-os. Assim que o refogado estiver pronto, coloque a salsinha picada e misture bem. Espalhe sobre a massa do refratário e cubra com o restante da massa. Com uma faca, faça losangos na superfície e asse em forno médio preaquecido, por cerca de 25 minutos ou até dourar levemente. Sirva a seguir.

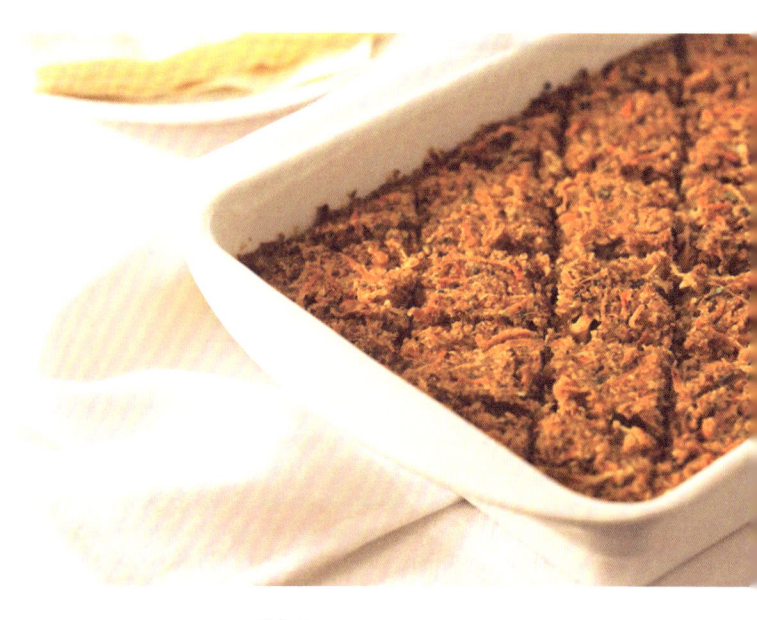

Valores nutricionais por porção
Calorias: 204kcal
Proteínas: 15g
Carboidratos: 20g
Lipídios: 7g
Fibras: 5g

20. Berinjela recheada com atum

Rendimento: 4 porções

Ingredientes
2 berinjelas grande (crua)
2 latas de atum ao natural
150 ml de molho de tomate
2 dentes de alho
1 cebola média
1 ovo de galinha (cozido)
2 colheres de sopa de salsinha
1 colher de sopa de queijo parmesão ralado light
1 colher de sobremesa de azeite de oliva (extra virgem)
1/2 colher de sopa de orégano (seco)
1 colher de café de sal rosa do Himalaia

Modo de preparo
Lave bem as berinjelas, corte as pontas e ao meio. Tempere com sal e coloque em uma assadeira no forno a 180° C por 15 minutos, ou até ficarem al dente. Retire do forno e com uma colher remova toda a polpa e reserve. Em uma panela, refogue o alho com a cebola, depois acrescente o atum, o molho de tomate e a

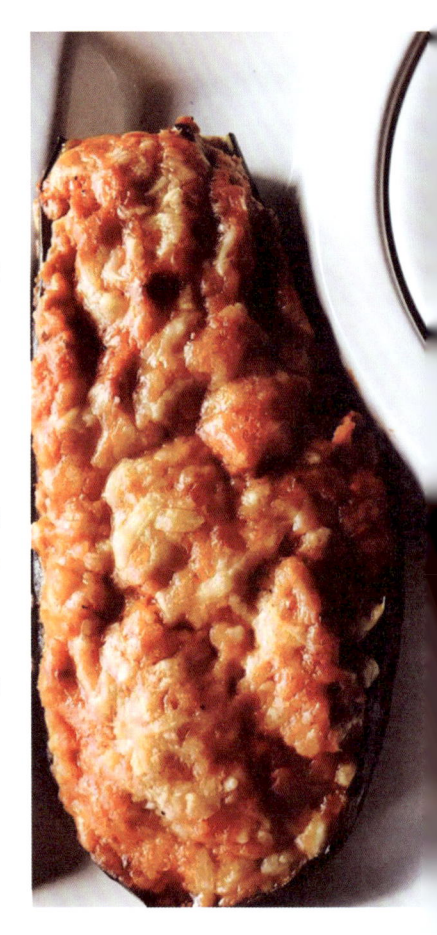

polpa da berinjela. Tempere com orégano e sal, mexa bem e deixe apurar. Salpique a salsinha e adicione o azeite, desligue. Coloque as berinjelas em um refratário e recheie com o refogado de atum. Decore com ovos cozidos e queijo ralado. Leve ao forno médio a 180° C por 15 minutos ou até dourar. Sirva a seguir.

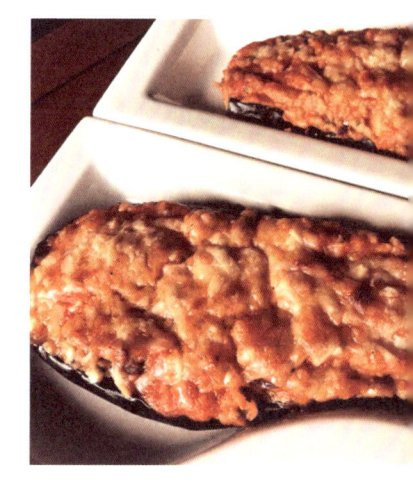

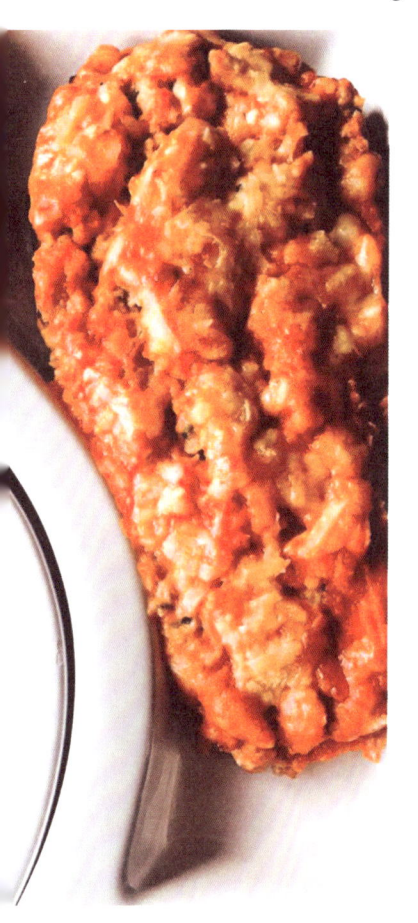

Valores nutricionais por porção
Calorias: 185kcal
Proteínas: 21g
Carboidratos: 12g
Lipídios: 7g
Fibras: 4g

21. Filé de peixe empanado no coco

Rendimento: 4 porções

Ingredientes

2 filés médios de St. Peter
1 ovo de galinha (cru)
40g de coco ralado desidratado
1 pitada de pimenta do reino (pó)
1 dente pequeno de alho
1 colher de sobremesa de azeite de oliva (extra virgem)
2 colheres de café de sal marinho

Modo de preparo

Tempere os filés com alho, pimenta e sal. Em um prato, disponha o ovo batido e em outro o coco ralado. Aqueça uma frigideira e coloque o azeite. Passe os filés no ovo e depois no coco desidratado. Coloque para grelhar até dourar os dois lados. Sirva a seguir.

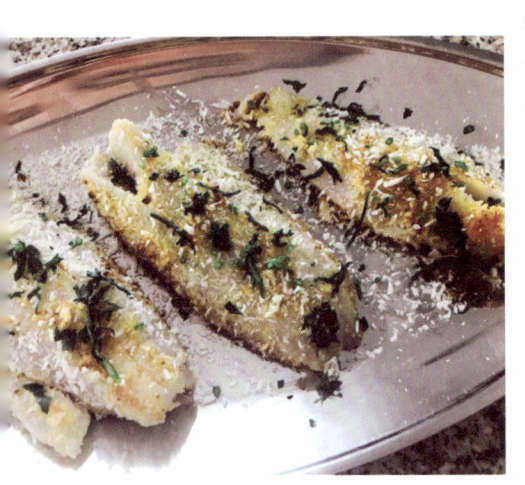

Valores nutricionais por porção
Calorias: 206kcal
Proteínas: 23g
Carboidratos: 2g
Lipídios: 11g
Fibras: 2g

23. Ceviche de salmão e polvo

Rendimento: 4 porções

Ingredientes

2 postas médias de 150g de salmão (cru)
300g de polvo (cru)
1 cebola roxa média
100 ml de suco de limão
1 pitada de pimenta do reino (pó)
2 colheres de sobremesa de azeite de oliva (extra virgem)
1 colher de café de sal rosa do Himalaia

Modo de preparo

Cozinhe o polvo em água até ficar macio. Deixe esfriar e corte em fatias. Corte o salmão em cubinhos e reserve. Acrescente as cebolas cortadas em pequenas tiras. Misture tudo em uma tigela. Acrescente sal e pimenta moída na hora. Insira o suco de limão e o azeite e misture bem. Sirva a seguir. Não deixe marinando para que a carne do peixe não cozinhe.

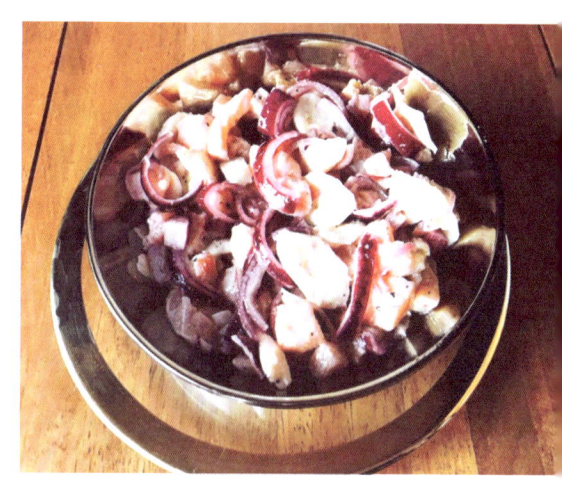

Valores nutricionais por porção
Calorias: 182kcal
Proteínas: 21g
Carboidratos: 10g
Lipídios: 8g
Fibras: 3g

RECEITAS

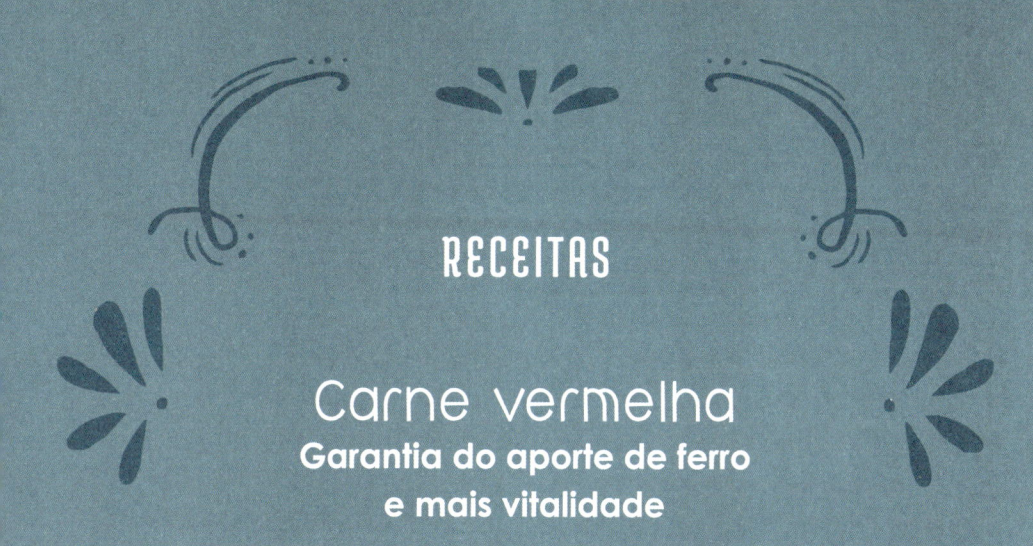

Carne vermelha
Garantia do aporte de ferro e mais vitalidade

24. Carne de panela cremosa

Rendimento: 4 porções

Ingredientes

500g de músculo sem gordura (cru)
1 cebola média
1 batata-doce pequena (crua)
2 tomates médios
1/2 colher de sopa de orégano (seco)
400 ml de água
1 folha de louro
1 colher chá de sal light

Modo de preparo

Lave bem os vegetais. Pique a cebola. Cozinhe a batata-doce com casca até ficar macia. Deixe esfriar, descasque-a e corte-a em cubos médios. Em uma panela de pressão, refogue a cebola e o músculo cortado em cubos médios, tempere com um pouquinho de sal e louro. Reserve. No liquidificador, bata a batata, os tomates maduros sem sementes, a água, o sal e orégano. Coloque esse molho com o músculo, tampe e deixe na pressão por 30 minutos ou até que a carne fique macia. Desligue o fogo. Sirva a seguir.

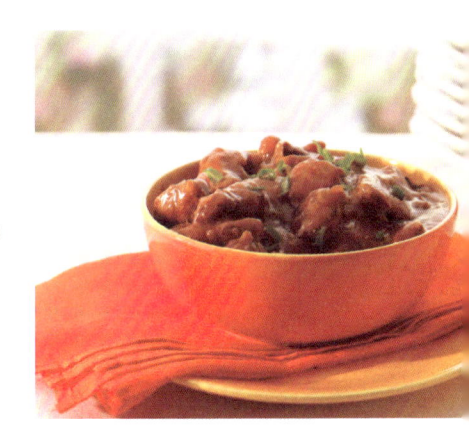

Valores nutricionais por porção
Calorias: 233kcal
Proteínas: 24g
Carboidratos: 21g
Lipídios: 5g
Fibras: 3g

25. Carne com abóbora

Rendimento: 4 porções

Ingredientes
500g de carne bovina magra (crua)
200g de abóbora moranga (crua)
2 dentes de alho
1 cebola média
1 colher de sobremesa de azeite de oliva (extra virgem)
2 colheres de sopa de salsinha (crua)
600 ml de água
1 colher de café de sal rosa do Himalaia

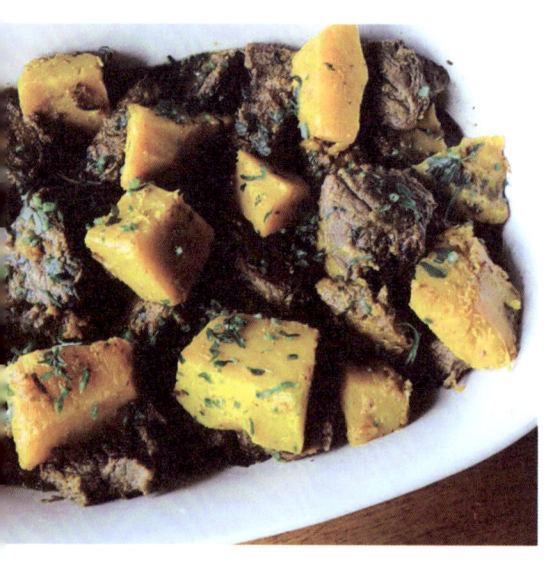

Modo de preparo
Lave adequadamente os vegetais. Corte a carne e a abóbora em cubos e reserve. Pique a cebola e o alho e doure por alguns minutos no azeite. Em uma panela de pressão destampada acrescente a carne em cubos e deixe dourar por alguns instantes. Adicione sal e água deixando cozinhar sob pressão por cerca de 20 minutos. Acrescente

os cubos de abóbora e volte a cozinhar por mais 10 minutos ou até que a carne e a abóbora estejam macios. Salpique a salsinha picada e sirva a seguir.

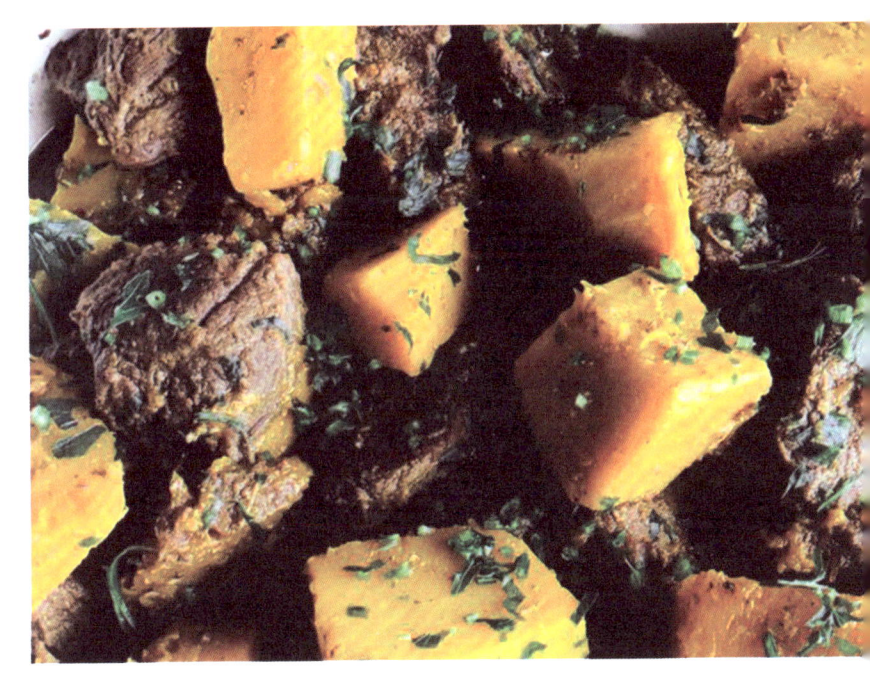

Valores nutricionais por porção
Calorias: 229kcal
Proteínas: 32g
Carboidratos: 4g
Lipídios: 8g
Fibras: 1.40g

26. Filé em tiras com brócolis e cenoura

Rendimento: 4 porções

Ingredientes
400g de filé mignon (cru)
1 maço de brócolis (cru)
1 cenoura média (crua)
1 talo de salsão
1 unidade pequena de alho
1/2 cebola
1 colher de sopa de salsinha (crua)
1 colher de café de sal rosa do Himalaia

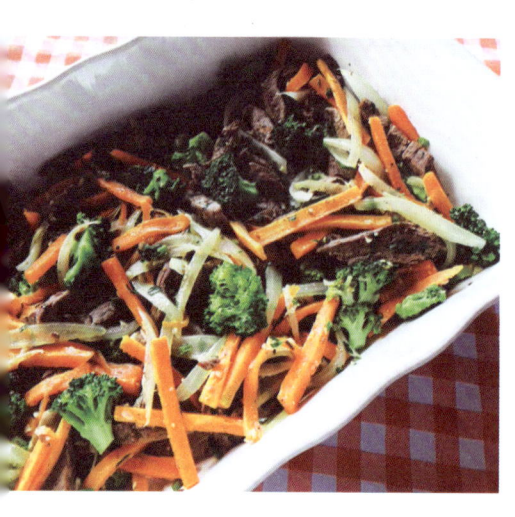

Modo de preparo
Lave adequadamente os vegetais. Pique os filés em tiras. Reserve. Corte a cenoura em palito, os brócolis em buquês, a cebola, o salsão e o alho em fatias finas e reserve. Aqueça uma panela antiaderente, coloque a cebola e o alho, misture, acrescente a carne e tempere com sal e orégano, tampe e deixe cozinhar levemente, formando água. Acrescente as cenouras, o

salsão e o brócolis, mantenha a panela tampada, acerte o sal e se necessário coloque um pouco de água. Quando os legumes estiverem al dente, desligue. Acrescente a salsinha e sirva a seguir.

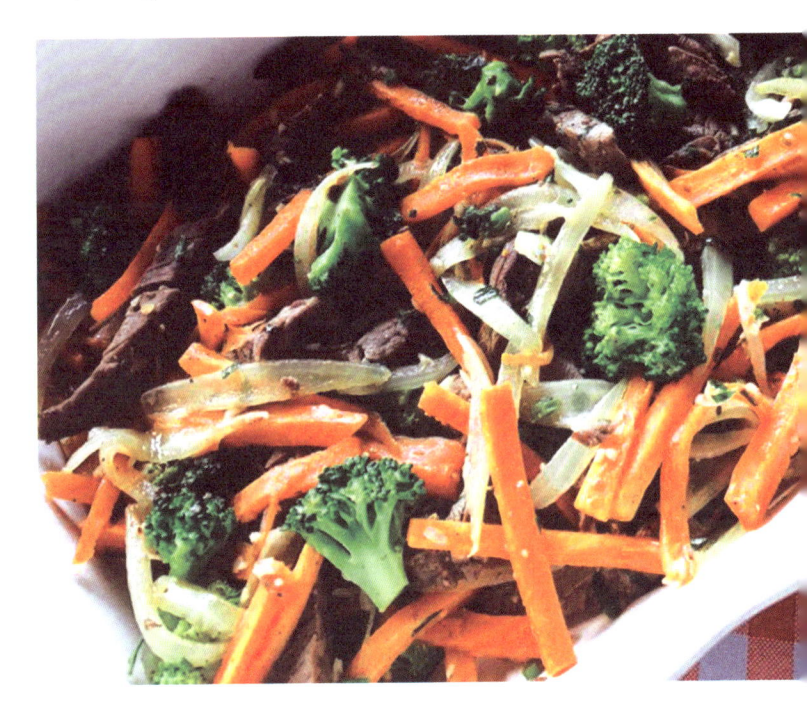

Valores nutricionais por porção
Calorias: 231kcal
Proteínas: 34g
Carboidratos: 7g
Lipídios: 7g
Fibras: 4g

27. Rocambole de carne recheado com cottage

Rendimento: 8 porções

Ingredientes

600g de carne moída (crua)
100g de aveia (flocos finos)
5 colheres de sopa de queijo cottage
1 ovo de galinha (cru)
1 tomate médio
1 cebola média
2 dentes de alho
1 colher de sopa de salsinha (crua)
2 colheres de sopa de orégano (seco)
1 colher de café de sal rosa do Himalaia

Modo de preparo

Massa: tempere a carne moída com o alho amassado, orégano e sal. Acrescente o ovo batido e a aveia. Misture até obter uma massa homogênea. Reserve.

Recheio: misture o tomate, a cebola, o queijo cottage e a salsinha picados, tempere com orégano e azeite, acerte o sal e misture bem.

Montagem: sobre uma folha de papel de alumínio abra a massa de carne em um retângulo. Espalhe o recheio e enrole formando um rocambole, envolvendo-o com o papel de alumínio. Coloque o rocambole em uma assadeira e leve ao forno por cerca de 40 minutos, ou até assar. Sirva a seguir.

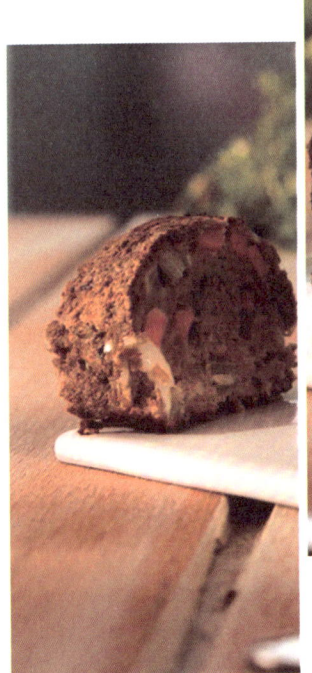

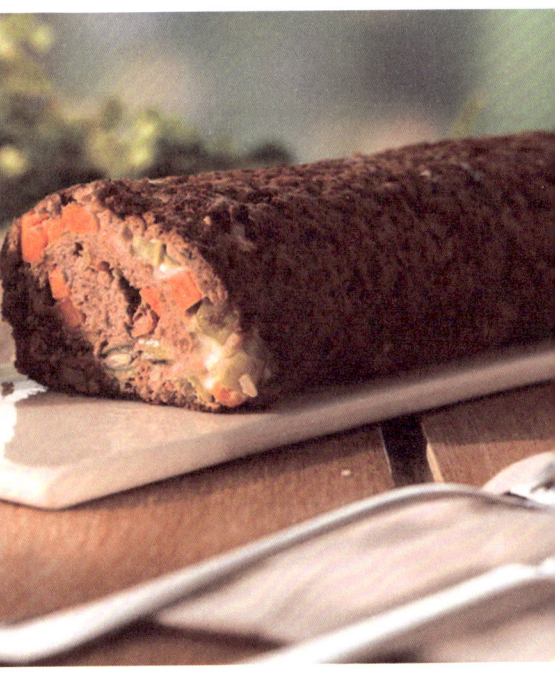

Valores nutricionais por porção
Calorias: 191kcal
Proteínas: 19g
Carboidratos: 11g
Lipídios: 7g
Fibras: 2g

28. Picadinho de carne com inhame

Rendimento: 6 porções

Ingredientes

1 kg de patinho (carne bovina)
2 inhames pequenos
250 ml de molho de tomate
1 cebola média
2 dentes de alho
2 colheres de sopa de salsinha (crua)
2 folhas de louro
1 colher de sobremesa de azeite de oliva (extra virgem)
1 colher de café de sal rosa do Himalaia

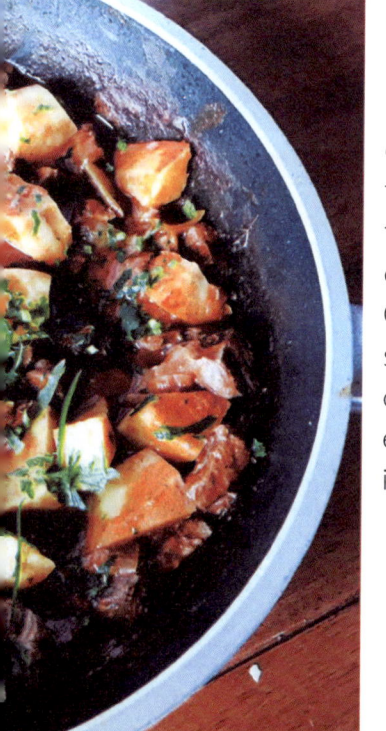

Modo de preparo

Corte a peça de carne em cubos pequenos. Em uma panela, aqueça o azeite e coloque a carne com as folhas de louro e tempere com sal. Deixe refogar ligeiramente a carne, acrescente a cebola e o alho picados. Mantenha no fogo baixo até dourar. Coloque o molho de tomate e mantenha sob pressão por 15 minutos ou até que a carne fique macia. À parte, lave, descasque e corte em cubos o inhame. Adicione o inhame aos escalopes de carnes, mexa delicadamente e mantenha em fogo baixo até que fique al dente. Se necessário, acrescente mais água. Retire do fogo, salpique a salsinha e sirva a seguir.

Valores nutricionais por porção
Calorias: 299kcal
Proteínas: 38g
Carboidratos: 13g
Lipídios: 11g
Fibras: 2g

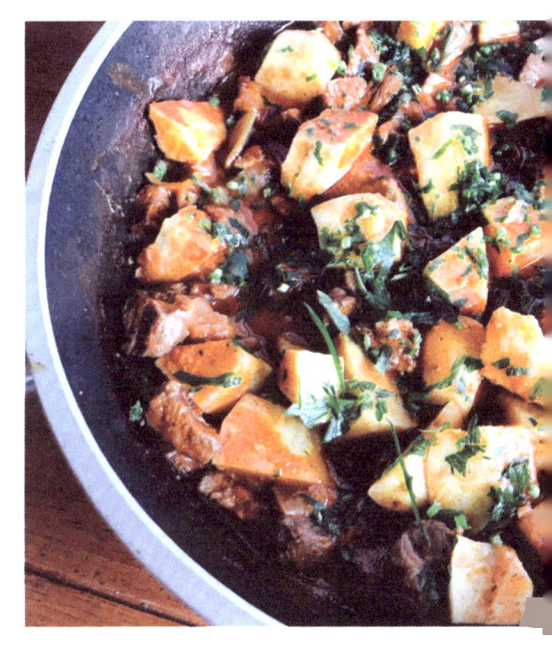

RECEITAS

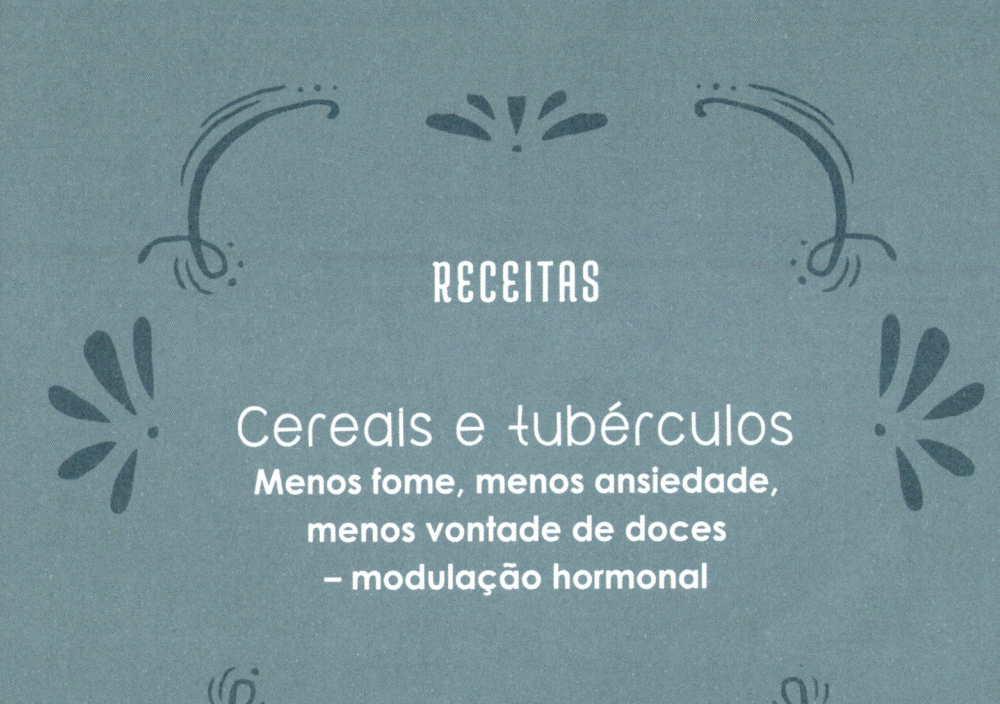

Cereais e tubérculos
Menos fome, menos ansiedade, menos vontade de doces – modulação hormonal

29. Fusilli ao molho de manjericão e alho-poró

Rendimento: 4 porções

Ingredientes

1 xícara de chá de macarrão (cru)
3 tomates médio
1/2 cebola média
4 colheres de sobremesa de alho-poró
2 ramos de manjericão (fresco)
1/4 colher de sopa de orégano (seco)
1/2 colher de sobremesa de azeite de oliva (extra virgem)
1 colher de café de sal rosa do Himalaia

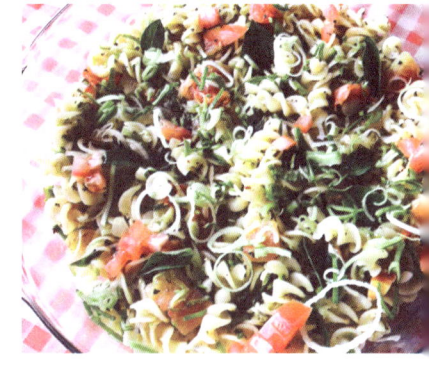

Modo de preparo

Higienize adequadamente os vegetais. Cozinhe os tomates ao ponto de retirar a pele e as sementes. Corte-os em cubos médios. Pique a cebola e o alho-poró em fatias bem finas e reserve. Coloque a cebola com os tomates em uma panela antiaderente e leve em fogo baixo. Tempere com orégano e sal. Mantenha em fogo baixo até o tomate se desfazer levemente. Acrescente o alho-poró, o manjericão e o azeite de oliva mantendo no fogo por mais uns segundos. Desligue o fogo e reserve. À parte, cozinhe o macarrão fusili integral em água e sal até ficar al dente. Escorra bem e acrescente a este refogado, misturando levemente com um garfo. Coloque o macarrão temperado em uma travessa e decore com folhinhas de manjericão. Sirva a seguir.

Valores nutricionais por porção
Calorias: 111kcal
Proteínas: 4g
Carboidratos: 21g
Lipídios: 1,50g
Fibras: 1,60g

30. Arroz cremoso com espinafre

Rendimento: 4 porções

Ingredientes

1 xícara chá de arroz arbóreo (cru)
1 maço de espinafre (cru)
100 ml de leite de coco (bebida)
1 colher de sopa de queijo parmesão ralado light
1 colher de sobremesa de azeite de oliva (extra virgem)
1/2 cebola média
2 dentes de alho
300 ml de água
1 colher de café de sal rosa do Himalaia

Modo de preparo

Em uma panela doure a cebola e o alho picados em 1/2 colher de azeite. Acrescente o arroz, tempere com sal e deixe refogar por alguns instantes. Em uma panela separada coloque a água para ferver, junte ao arroz e deixe cozinhar com panela semi-tampada, até o arroz ficar al dente. Acrescente o leite de coco e mantenha em fogo baixo. À parte, cozinhe levemente o espinafre ao vapor, escorra o excesso de água e pique-o. Acrescente o espinafre no arroz e mexa delicadamente com um guardo. Em um pirex coloque o arroz e salpique queijo ralado. Sirva a seguir. Obs.: Não lave o arroz arbóreo.

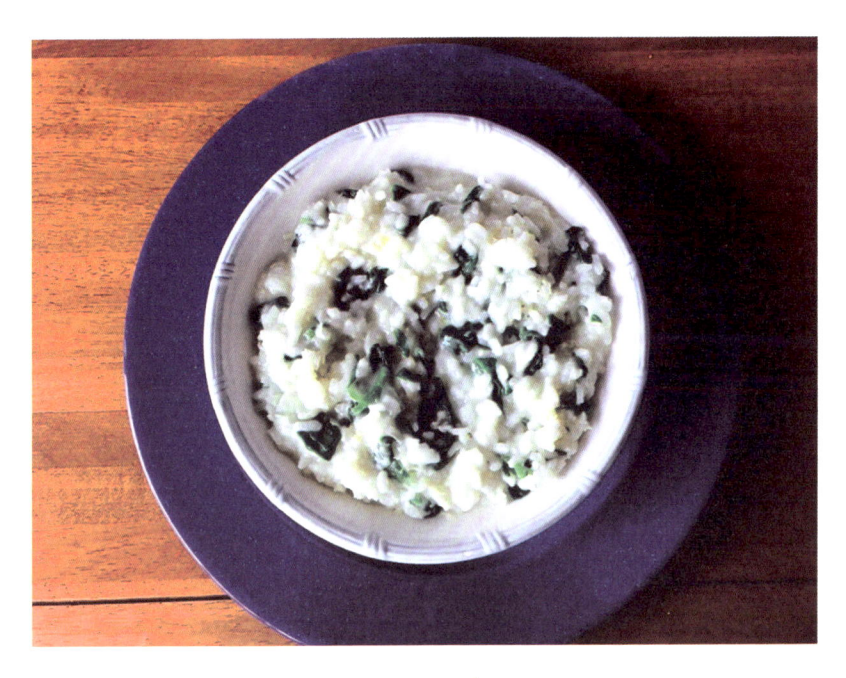

Valores nutricionais por porção
Calorias: 205kcal
Proteínas: 6g
Carboidratos: 37g
Lipídios: 4g
Fibras: 1.50g

31. Arroz tricolor com ovos

Rendimento: 6 porções

Ingredientes

1 xícara de chá de arroz integral (cru)
4 ovos de galinha (cozido)
3 colheres de sopa de ervilha (fresca)
4 colheres de sopa de cenoura ralada
1 cebola média
1 dente de alho
1 colher de sopa de salsinha (crua)
1/2 colher de sobremesa de azeite de oliva (extra virgem)
1 colher de sopa de queijo parmesão ralado light
1 colher de café de sal rosa do Himalaia

Modo de preparo

Lave adequadamente os vegetais. Lave bem o arroz, escorra e reserve. Em uma panela, refogue a cebola e o alho picados, e a cenoura ralada, com azeite. Bata os ovos, adicione ao refogado e mantenha em fogo baixo por cerca de três minutos. Adicione o arroz e deixe refogar. Acrescente a água previamente fervida e o sal. Abaixe o fogo, tampe a panela e deixe cozinhar o arroz. Quando estiver quase pronto acrescente as ervilhas (pré-cozidas) e o queijo ralado. Misture delicadamente com um garfo e mantenha em fogo baixo até o término do cozimento. Coloque o arroz em um refratário e salpique a salsinha picada. Sirva a seguir.

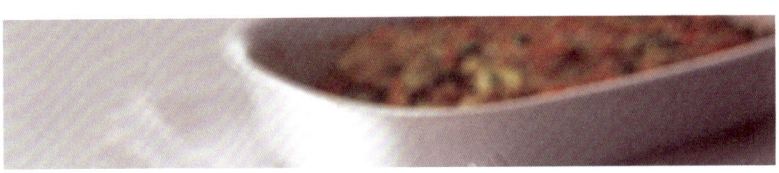

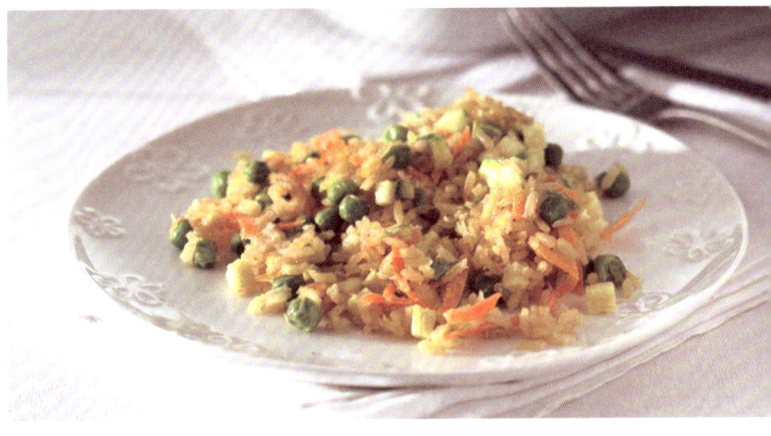

Valores nutricionais por porção
Calorias: 179kcal
Proteínas: 8g
Carboidratos: 26g
Lipídios: 5g
Fibras: 3g

32. Macarrão com brócolis e castanhas

Rendimento: 4 porções

Ingredientes
2 xícaras de chá de macarrão integral (cru)
1 maço de brócolis (cru)
2 colheres de sopa rasa de uva passa
4 unidades de nozes
1 dente pequeno de alho
1/2 colher de sobremesa de azeite de oliva (extra-virgem)
1 colher de café de sal rosa do Himalaia

Modo de preparo
Cozinhe o macarrão com água e sal, até ficar al dente, escorra e reserve. Lave bem e corte o brócolis em buquês. Em uma panela, adicione o azeite, acrescente o alho picado, o brócolis e tempere com sal. Deixe tampado e em fogo baixo até o brócolis ficar al dente. Acrescente as nozes picadas e as uvas passas, e mexa. Misture o macarrão ao refogado e sirva a seguir.

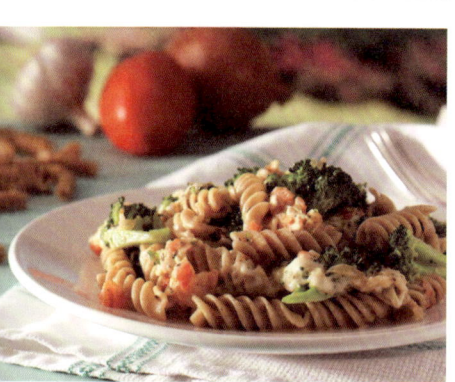

Valores nutricionais por porção
Calorias: 222kcal
Proteínas: 8g
Carboidratos: 36g
Lipídios: 6g
Fibras: 7g

33. Mandioca ao limão e salsinha

Rendimento: 2 porções

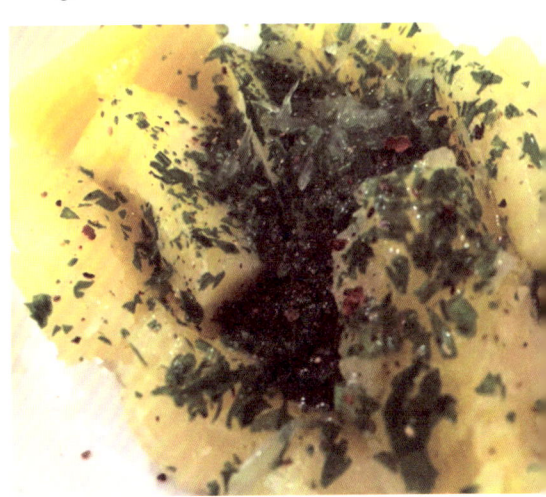

Ingredientes

150g de mandioca (crua)
1 colher de sopa de salsinha (crua)
1 colher de sopa de suco de limão
1/2 colher de sobremesa de azeite de oliva (extra virgem)
1/2 colher de café de sal rosa do Himalaia

Modo de preparo

Lave bem a mandioca, descasque e cozinhe até ficar *al* dente. Leve à refrigeração para esfriar. Corte-as em fatias. Coloque por cima das fatias de mandioca fria, suco de limão, sal, salsinha e regue com azeite de oliva. Sirva a seguir.

Valores nutricionais por porção
Calorias: 119kcal
Proteínas: 1g
Carboidratos: 23g
Lipídios: 2g
Fibras: 1.30g

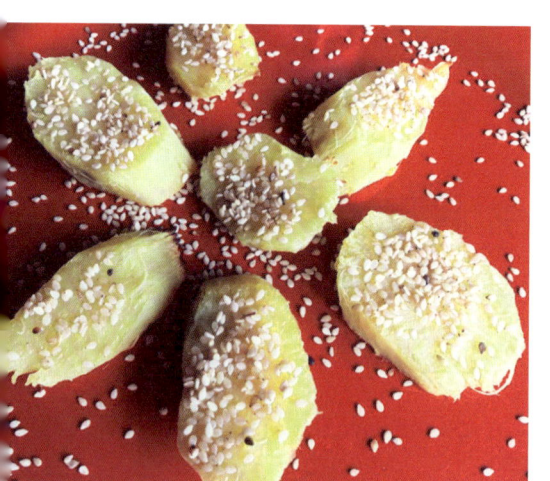

34. Batata-doce com gergelim

Rendimento: 4 porções

Ingredientes

2 batatas-doce pequenas (crua)
1 colher de sobremesa de semente de gergelim
1/2 colher de sobremesa de azeite de oliva (extra virgem)
1 colher de sopa de salsinha (crua)
1 colher de café de sal rosa do Himalaia

Modo de preparo

Lave as batatas e leve para cozinhar até ficarem al dente. Deixe esfriar e descasque. Corte-as em fatias e tempere com sal. Unte um refratário com azeite e arrume as fatias das batatas, polvilhe o gergelim. Leve ao forno baixo a 100° C pré-aquecido para dourar por cerca de 20 minutos. Retire do forno, salpique a salsinha e regue com azeite de oliva. Sirva a seguir.

Valores nutricionais por porção

Calorias: 166kcal
Proteínas: 2g
Carboidratos: 33g
Lipídios: 3g
Fibras: 3g

RECEITAS

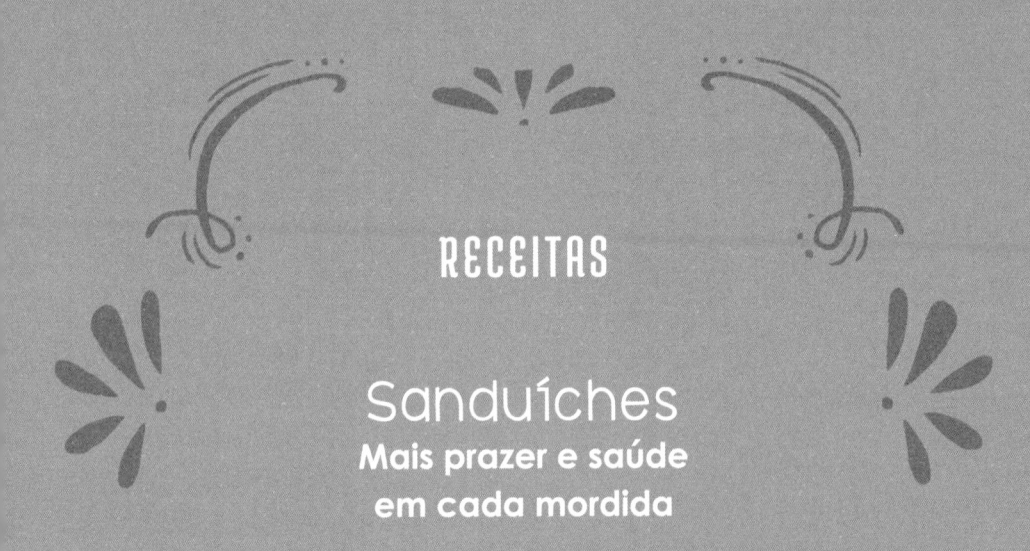

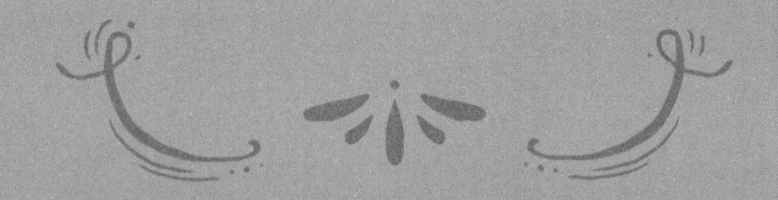

Sanduíches
Mais prazer e saúde em cada mordida

35. Beirute de frango com damascos

Rendimento: 1 porção

Ingredientes

1 fatia média de pão sírio integral
1 filé de 120g de peito de frango (cru)
3 unidades médias de damasco seco
1 prato de sobremesa de alface lisa (crua)
3 fatias médias de tomate
1 dente de alho
1 colher de chá de orégano (seco)
1 colher de café de sal rosa do Himalaia

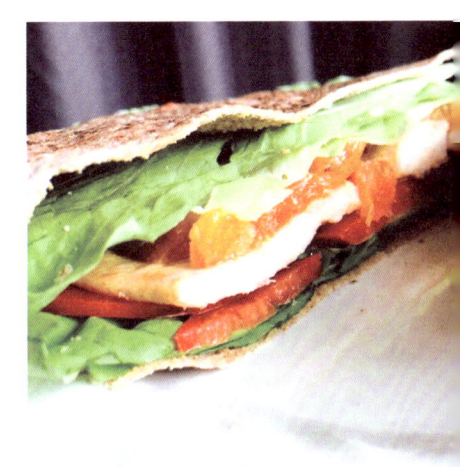

Modo de preparo

Higienize as folhas de alface e o tomate. Tempere o filé de frango com alho, sal e orégano e grelhe-o na frigideira. Junte os damascos picados quando os filés estiverem quase dourados. Abra as fatias do pão sírio, leve para tostar rapidamente no forno ou na frigideira. Coloque as folhas de alface, as fatias de tomate e o filé de frango grelhado com os damascos. Cubra com a outra fatia do pão e sirva a seguir.

Valores nutricionais por porção
Calorias: 334kcal
Proteínas: 32g
Carboidratos: 45g
Lipídios: 3g
Fibras: 6g

36. Creploca à pizzaiolo
Rendimento: 1 porção

Ingredientes

1 colher de sopa de farinha de tapioca
1 ovo (cru)
1 tomate médio
1 colher de chá de orégano (seco)
1 colher de chá de azeite de oliva (extra virgem)
1 colher de café de sal rosa do Himalaia

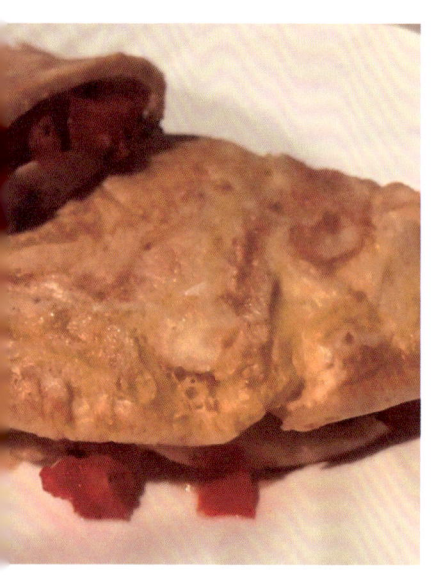

Modo de preparo

Misture a farinha com o ovo. Pique o tomate e tempere com sal e orégano. Aqueça uma frigideira antiaderente e coloque a massa da tapioca. Deixe cozinhar de ambos os lados, recheie com tomate temperado com azeite, orégano e sal. Vire metade da panqueca por cima e mantenha em fogo baixo para aquecer o recheio. Sirva a seguir.

Valores nutricionais por porção
Calorias: 168kcal
Proteínas: 9g
Carboidratos: 17g
Lipídios: 7g
Fibras: 1.20g

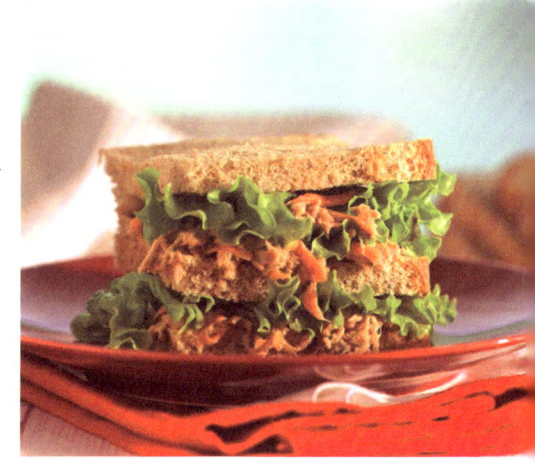

37. Sanduíche de atum com amêndoas

Rendimento: 1 porção

Ingredientes

2 fatias de pão de forma integral
1/2 lata de atum ao natural
4 unidades de amêndoas torradas (sem sal)
1 colher de sopa de cenoura ralada
1 colher de sobremesa de salsinha (crua)
4 folhas de alface crespa (crua)
1 colher de chá de azeite de oliva (extra virgem)
1 colher de café de sal rosa do Himalaia

Modo de preparo

Misture em um processador o atum, a salsinha picada, a cenoura, o azeite e sal. Misture bem até formar um patê. Acrescente as amêndoas picadas e misture. Espalhe sobre as fatias de pão, adicione as folhas de alface. Sirva a seguir.

Valores nutricionais por porção
Calorias: 237kcal
Proteínas: 21g
Carboidratos: 25g
Lipídios: 5g
Fibras: 3g

38. Sanduíche de ovos mexidos

Rendimento: 1 porção

Ingredientes
2 fatias de pão de forma sem glúten
2 ovos
4 folhas de alface crespa (crua)
1/2 tomate
1/4 de cebola
1/2 colher de sopa de salsinha (crua)
1 colher de chá de orégano (seco)
1/2 colher de café de sal rosa do Himalaia

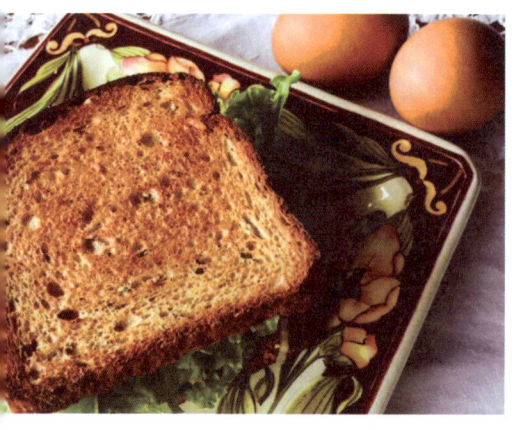

Modo de preparo
Bata os ovos e reserve. Higienize os tomates, a cebola, a alface e a salsinha. Refogue a cebola cortada em rodelas, o tomate picado e tempere com sal e orégano. Acrescente os ovos batidos. Deixe cozinhar, mexendo sempre. Desligue o fogo e acrescente a salsinha picada. Toste o pão no forno rapidamente, espalhe o recheio de ovos, arrume as folhas de alface. Sirva a seguir.

Valores nutricionais por porção
Calorias: 357kcal
Proteínas: 22g
Carboidratos: 38g
Lipídios: 16g
Fibras: 5g

39. Sanduíche de ricota e uva passa

Rendimento: 1 porção

Ingredientes

2 fatias de pão de forma integral
1 fatia de 30g de ricota
1 colher de sopa rasa de uva passa
4 folhas de alface crespa
2 fatias de tomate
1 colher de sobremesa de alho-poró
1 colher de café de mostarda
1 colher de sobremesa de azeite de oliva (extra virgem)

Modo de preparo

Lave adequadamente os vegetais. Para o recheio, amasse a ricota com um garfo, misture o azeite e tempere-a com o sal e a mostarda. Acrescente a uva passa e o alho-poró cortado em tiras finas, e misture bem. Pique a alface em fatias. Coloque a mistura da ricota sobre o pão, disponha as fatias de tomate e alface. Sirva a seguir.

Valores nutricionais por porção
Calorias: 293kcal
Proteínas: 13g
Carboidratos: 20g
Lipídios: 17g
Fibras: 3g

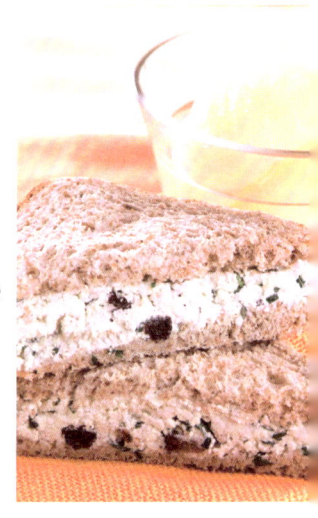

RECEITAS

Pão e patês
Combinação de carboidratos do bem, proteínas e gorduras, com equilíbrio nutricional

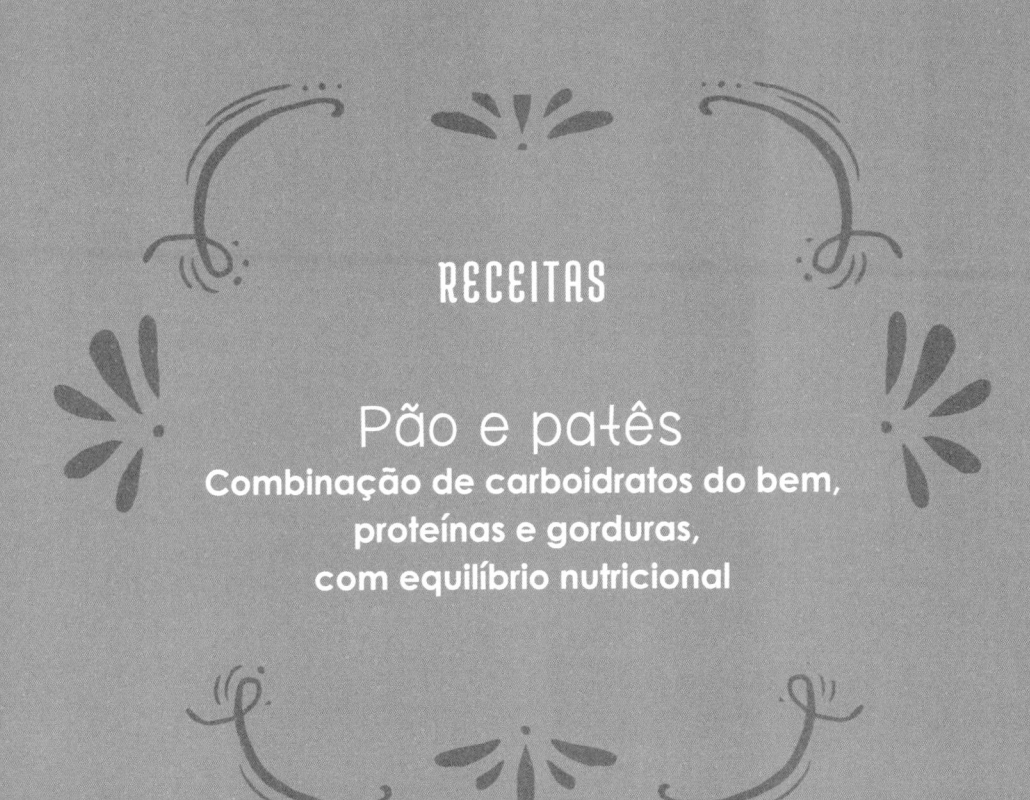

40. Patê de salmão com linhaça

Rendimento: 6 porções

Ingredientes

100g de salmão (cru)
1 colher de sobremesa de semente de linhaça triturada
1 colher de sopa de salsinha (crua)
1 dente de alho
1 colher de café de pimenta rosa
1/2 colher de sobremesa de azeite de oliva (extra virgem)
1 colher de café de sal rosa do Himalaia

Modo de preparo

Pique o alho e corte o salmão em cubos. Tempere com sal e pimenta e leve para cozinhar ao vapor por 10 a 15 minutos. Assim que estiver cozido, amasse o salmão com um garfo, acrescente a salsinha, a linhaça e o azeite, e misture até formar uma mistura homogênea.

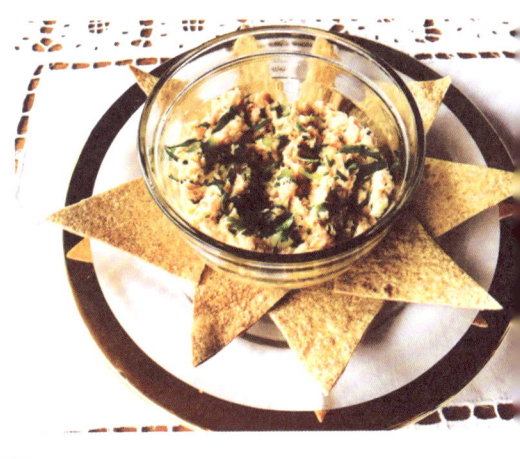

Valores nutricionais por porção
Calorias: 46kcal
Proteínas: 6g
Carboidratos: 1g
Lipídios: 2g
Fibras: 1g

41. Pão Fit

Rendimento: 10 porções

Ingredientes

5 colheres de sopa de farinha de aveia
2 e 1/2 colher de sopa de farinha de linhaça
2 e 1/2 colher de sopa cheia de farinha de amêndoas
2 colheres de sobremesa de azeite de oliva (extra virgem)
1 colher de sopa de vinagre
4 ovos
1 colher de chá de açafrão em pó
1 colher de sobremesa de semente de gergelim
150 ml de água
1 colher de sopa de fermento químico (pó)
1 colher de café de sal rosa do Himalaia

Modo de preparo

Separe as gemas das claras e bata em neve com uma pitada de sal. Misture na mão ou batedeira os demais ingredientes, exceto o fermento. Quando estiver homogêneo adicione o fermento e as claras em neve e incorpore com delicadeza. Coloque em forminhas de cupcake ou em uma forma de pão untada, polvilhando sementes por cima. Você também pode colocar em uma assadeira e fazer como pizza ou pão de forma. Leve ao forno pré-aquecido em temperatura de 180° C a 200° C por cerca de 25 minutos ou até espetar um palito e sair limpo.

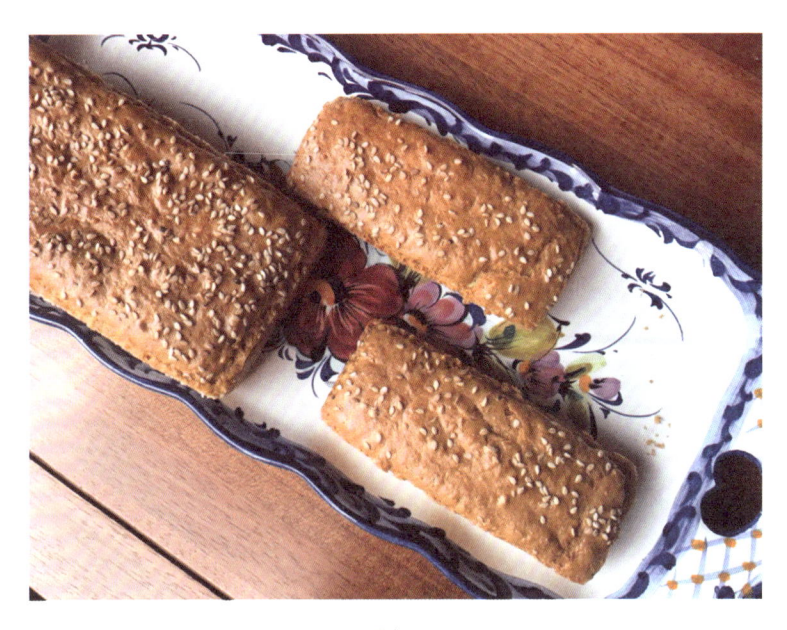

Valores nutricionais por porção
Calorias: 109kcal
Proteínas: 5,50g
Carboidratos: 6g
Lipídios: 6g
Fibras: 1,30g

42. Pasta de grão de bico

Rendimento: 10 porções

Ingredientes
1 xícara de chá de grão-de-bico (cozido)
2 colheres de sopa de óleo de coco
2 dentes pequenos de alho
1/2 cebola
1 colher de sopa de suco de limão
1 colher de sobremesa de azeite de oliva (extra virgem)
2 colheres de sopa de salsinha (crua)
1 pitada de pimenta calabresa seca
1 colher de café de sal rosa do Himalaia

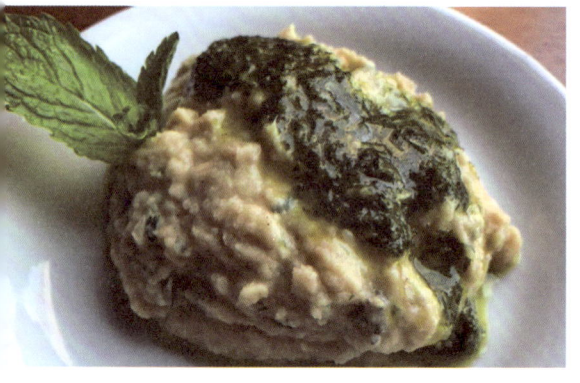

Modo de preparo
Refogue o grão-de-bico cozido com o alho e a cebola picados. Coloque em um processador o refogado, o óleo de coco, o suco de limão, a salsinha, a pimenta, o sal e o azeite e bata até virar um creme. Acerte a consistência com água, se precisar. Sirva com pão sírio ou torradas.

Valores nutricionais por porção
Calorias: 91kcal
Proteínas: 2g
Carboidratos: 7g
Lipídios: 6g
Fibras: 1g

43. Requeijão de castanha de caju

Rendimento: 20 porções

Ingredientes

100 unidades pequenas de castanha de caju torrada (com sal)
1 colher de sopa de suco de limão
1 colher de sopa de vinagre de maçã
100 ml de água
1 colher de sopa de óleo de coco
1 colher de sobremesa de semente de linhaça triturada
1/4 colher de chá de açafrão em pó
1 colher de sobremesa de salsinha (crua)
1 pitada de sal rosa do Himalaia

Modo de preparo

Deixe as castanhas por quatro horas de molho em água, despreze a água e bata todos os ingredientes por cinco minutos no liquidificador ou processador. Mantenha na refrigeração por 24 horas.

Valores nutricionais por porção
Calorias: 51kcal
Proteínas: 1.50g
Carboidratos: 2g
Lipídios: 4g
Fibras: 0.50g

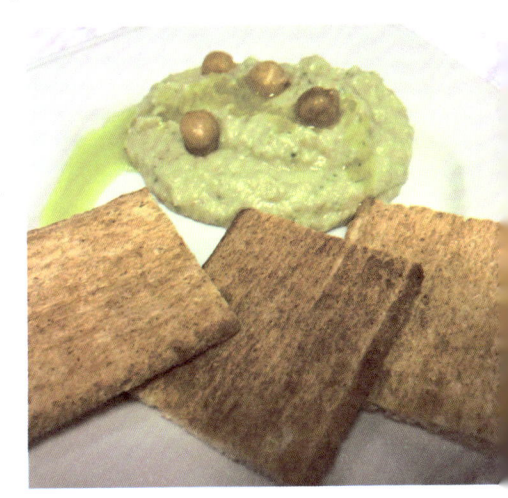

44. Pão de tofu

Rendimento: 6 porções

Ingredientes

3 ovos
5 colheres de sopa cheia de farinha de amêndoas
75g de tofu
1 colher de chá de fermento químico (pó)
1 pitada de sal rosa do Himalaia

Modo de preparo

Bata todos os ingredientes no liquidificador. Leve para assar em forno médio (180° C) por 20 a 30 minutos. Sirva após esfriar.

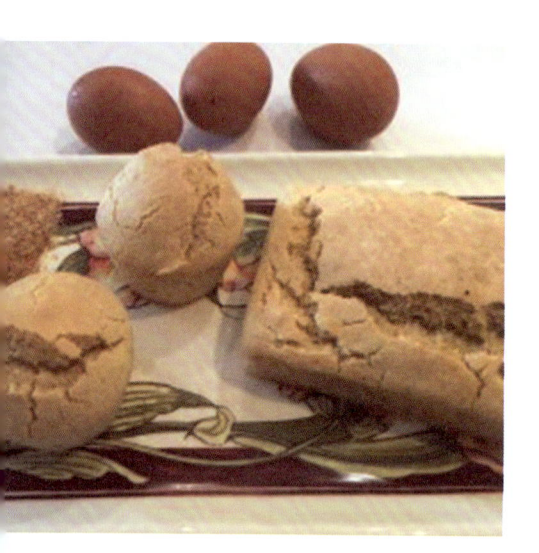

Valores nutricionais por porção
Calorias: 83kcal
Proteínas: 6g
Carboidratos: 2g
Lipídios: 6g
Fibras: 0,50g

RECEITAS

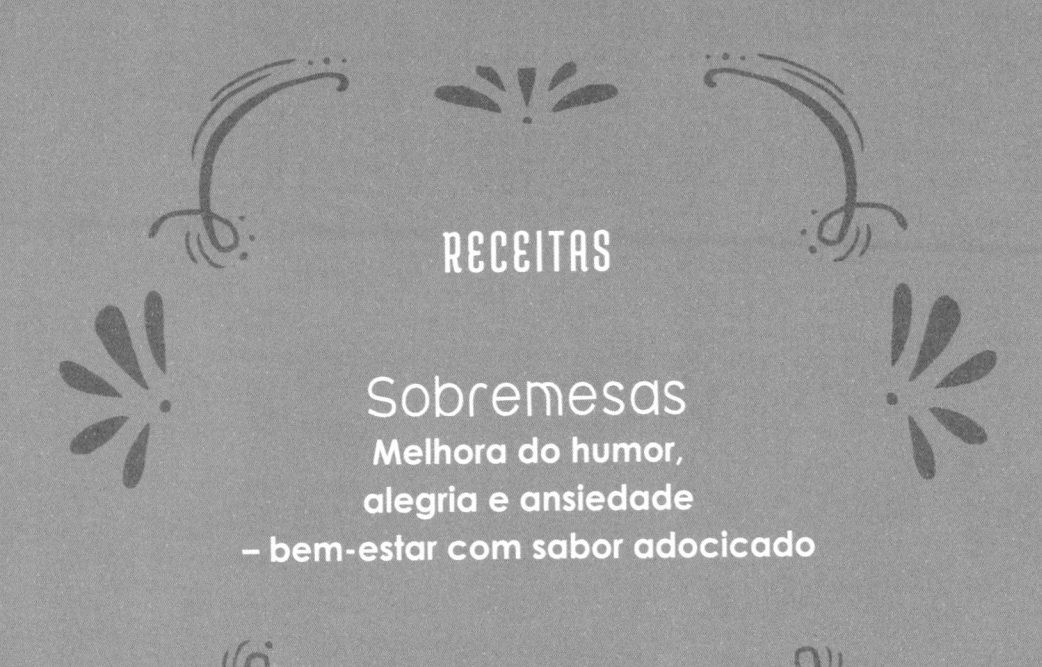

Sobremesas
**Melhora do humor, alegria e ansiedade
– bem-estar com sabor adocicado**

45. Mousse de chocolate fit

Rendimento: 4 porções

Ingredientes

100g de chocolate amargo
2 ovos (cru)
1 colher de café de canela em pó
1 unidade pequena de canela em pau
1 colher de sopa de adoçante em pó
1 colher de chá de essência de baunilha

Modo de preparo

Bata as claras em neve. Derreta o chocolate em banho maria, junte a canela e a baunilha. Bata separadamente as gemas com o adoçante. Misture com o chocolate derretido. Coloque em um recipiente para incorporar as claras em neve. Leve à geladeira por 90 minutos antes de servir.

Valores nutricionais por porção
Calorias: 194kcal
Proteínas: 5g
Carboidratos: 19g
Lipídios: 11g
Fibras: 0.50g

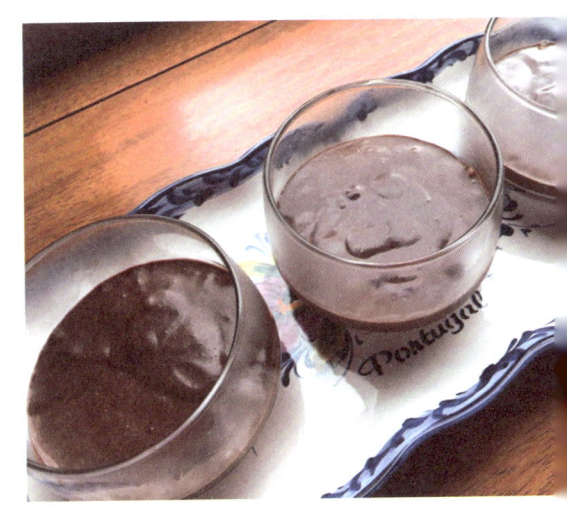

46. Bolo de banana e sementes

Rendimento: 8 porções

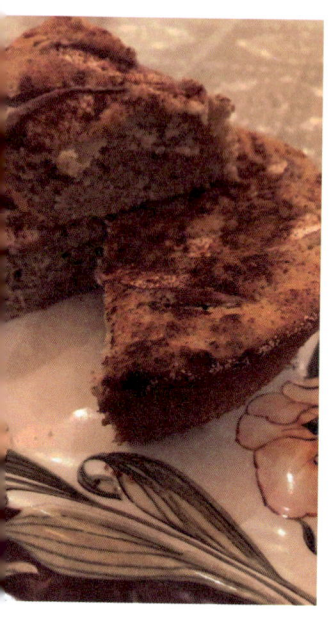

Ingredientes

4 bananas prata
3 ovos (cru)
90g de aveia (flocos grossos)
1 colher de sopa de adoçante em pó
1 colher de chá de canela em pó
1 colher de sobremesa de fermento químico (pó)
1 colher de sopa de óleo de coco
100 ml de água
4 unidades médias de damasco seco
1 colher de sopa rasa de uva passa
3 unidades média de nozes
4 unidades de castanha-do-pará

Modo de preparo

Bata bem as bananas com a aveia, os ovos, o adoçante, o óleo de coco, a água e por último o fermento. Misture os damascos, as nozes, as castanhas picadas e as uvas passas. Coloque em uma forma untada com óleo de coco, polvilhe a canela e leve ao forno pré-aquecido a 180° C por 30 minutos, ou até que o bolo esteja assado.

Valores nutricionais por porção
Calorias: 174kcal
Proteínas: 6g
Carboidratos: 23g
Lipídios: 7g
Fibras: 3g

47. Creme de abacate plus

Rendimento: 2 porções

Ingredientes

4 colheres de sopa de abacate
1 colher sopa de colágeno hidrolisado
50 ml de água
1 colher de chá de açúcar de coco
1 colher de sobremesa rasa de cacau em pó
1 colher de sopa de coco (fresco)

Modo de preparo

Bata o abacate com uma colher de chá de açúcar de coco e colágeno em pó (sem sabor) e algumas gotas de limão até formar um creme homogêneo (se necessário, acrescente um pouco de água). Coloque em taças. Misture o nibs de cacau e o coco fresco ralado grosso. Polvilhe esta mistura de cacau por cima e leve à geladeira por 2 horas antes de servir.

Valores nutricionais por porção

Calorias: 157kcal
Proteínas: 4,50g
Carboidratos: 13g
Lipídios: 11g
Fibras: 4g

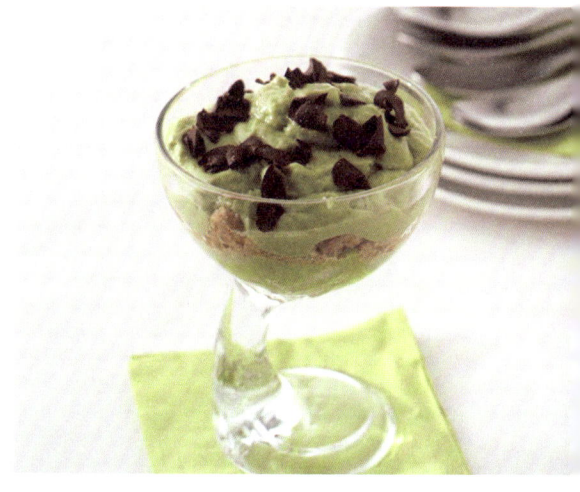

48. Bolo de cenoura com calda de chocolate

Rendimento: 8 porções

Ingredientes

70g de farinha de aveia
2 ovos
3 cenouras médias (crua)
2 colheres de sopa cheias de maizena
1 colher sopa de óleo de coco
250 ml de leite de arroz
4 colheres chá de adoçante em pó
1 colher sopa de fermento químico (pó)
2 colher sopa cheia de cacau em pó

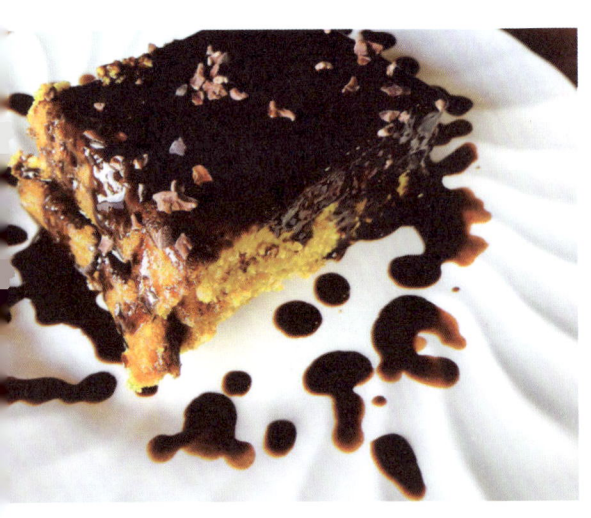

Modo de preparo

Corte as cenouras em rodelas, bata no liquidificador com os ovos, óleo e bebida de arroz e reserve. Em uma tigela, misture a farinha de aveia, a maizena, o adoçante em pó e fermento. Misture bem com a massa de cenoura. Despeje a massa em uma forma média untada com óleo de coco e farinha de aveia. Leve para assar no forno pré-aquecido a 180º C por 40 minutos. Cobertura: misture o cacau em pó, com 0,5 medida de leite de arroz e 1 colher de chá de adoçante. Leve ao fogo até formar uma mistura homogênea. Acrescente no bolo depois de assado e ainda quente.

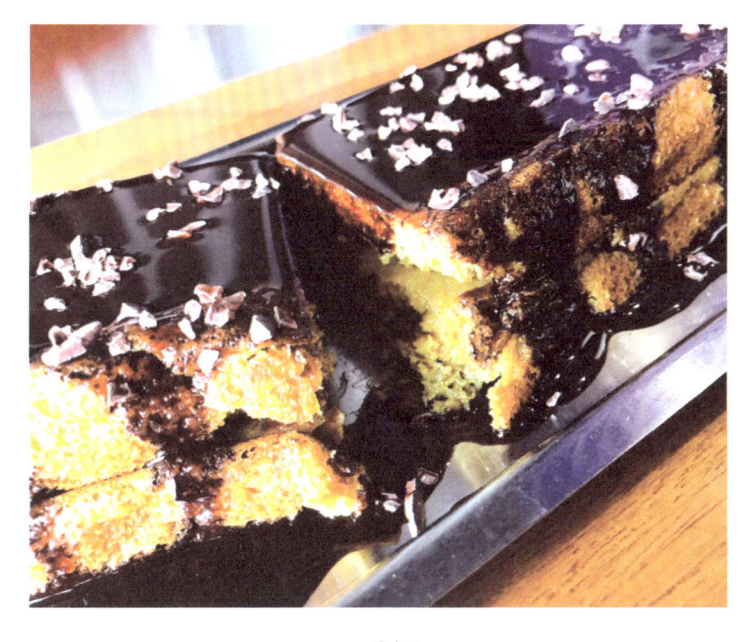

Valores nutricionais por porção
Calorias: 148kcal
Proteínas: 5g
Carboidratos: 21g
Lipídios: 5g
Fibras: 3,60g

49. Torta de frutas e fibras

Rendimento: 6 porções

Ingredientes

2 kiwis
8 morangos
1 sache de gelatina diet (pó)
300 ml de iogurte natural desnatado
75g de aveia (flocos grossos)
2 colheres de sopa de creme vegetal light
1 colher de chá de essência de baunilha
2 saches de adoçante em pó
¼ colher de chá de canela em pó

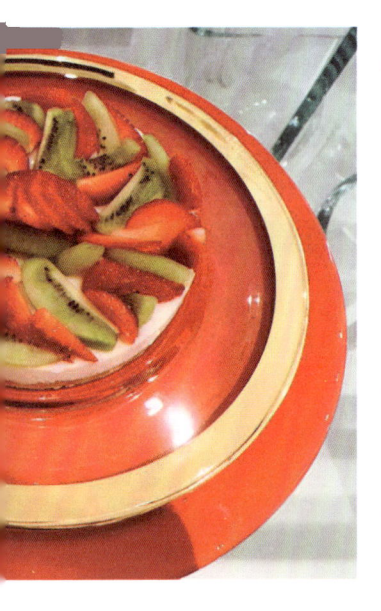

Modo de preparo

Massa: misture a aveia, com o creme vegetal, 1 colher de sopa de adoçante me pó e a canela em pó, formando uma massa homogênea. Forre o fundo de uma fôrma de aro removível (22 cm de diâmetro) e leve para assar em forno a 180º C por 15 minutos. Reserve. Recheio: Higienize adequadamente os morangos e os kiwis e corte em fatias. Reserve. Bata no liquidificador o iogurte, com a gelatina sem sabor (diluída conforme as instruções), o adoçante e a essência de baunilha. Coloque esta mistura por cima da massa assada e fria. Leve a refrigeração para endurecer. Coloque as frutas picadas por cima e mantenha em refrigeração até servir.

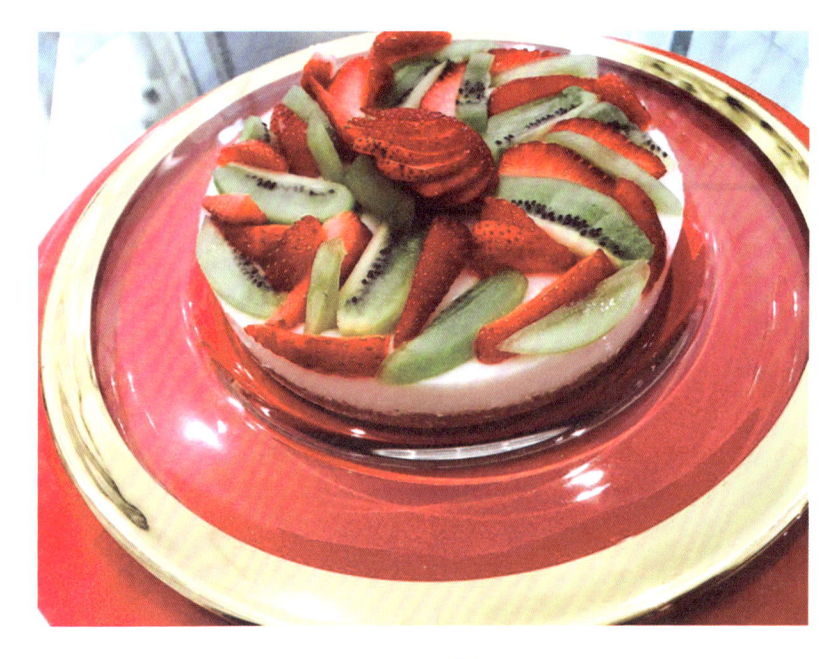

Valores nutricionais por porção
Calorias: 130kcal.
Proteínas: 6 g
Carboidratos: 18 g
Lipídios: 3.40g
Fibras: 3g

50. Torta de brigadeiro

Rendimento: 6 porções

Ingredientes
30 unidades pequenas de cookie integral light (ou 150 gramas)
175 ml de leite de coco
2 ovos (cru)
1 colher de chá de essência de baunilha
1 colher de sopa adoçante em pó
60g de chocolate amargo
2 colheres de sopa de granulado
1 colher de sopa cheia de maizena

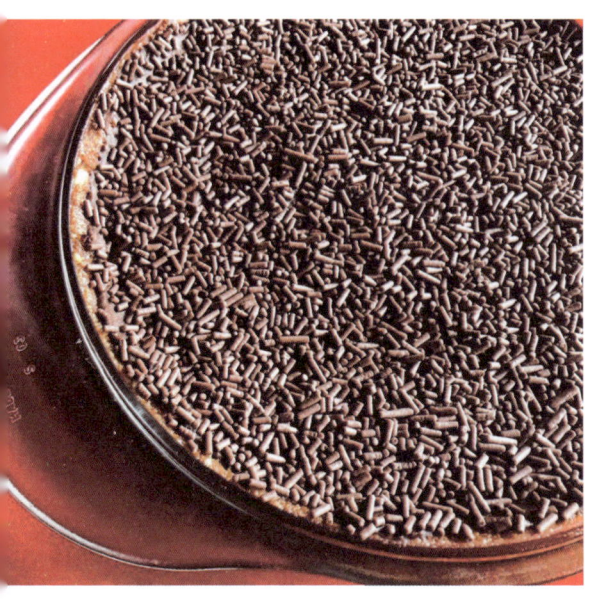

Modo de preparo
Em um prato pequeno disponha os cookies quebrados. Umedeça-os com 50ml de leite de coco e amasse bem com as mãos até dar ponto de modelar (se necessário, adicione mais leite). Arrume esta massa no fundo de um pirex. No liquidificador junte o leite, os ovos, a maizena, a essência e o adoçante.

Bata bem. Despeje a mistura em uma panela e leve ao fogo baixo, mexendo até engrossar. Derreta as barras de chocolate em banho maria e misture ao creme de baunilha. Derrame a mistura de chocolate por cima da massa dos cookies, polvilhe com granulado e leve à geladeira por quatro horas antes de servir.

Valores nutricionais por porção
Calorias: 229kcal
Proteínas: 5g
Carboidratos: 28g
Lipídios: 10g
Fibras: 3g

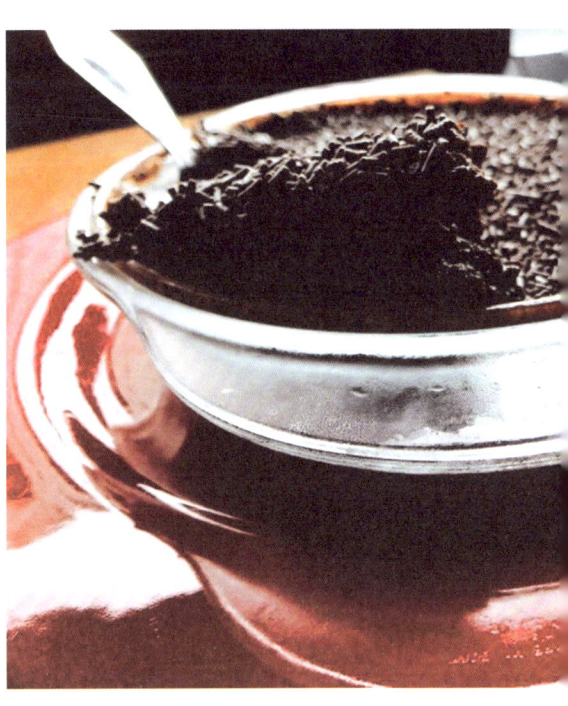

51. Granola low carb

Rendimento: 8 porções

Ingredientes

40g de castanha-do-pará
50g de coco ralado (seco)
1 colher de sobremesa de semente de gergelim
20g de amêndoa (seca)
2 colheres de sopa (cheias) de chia
3 colheres de sopa de aveia (flocos grossos)
3 colheres de sopa de leite de coco light
1 colher de sobremesa de óleo de coco

Modo de preparo

Triture as sementes. Misture todos os ingredientes secos e reserve. Junte o óleo de coco e o leite de coco, leve em fogo baixo e misture. Desligue o fogo (é só para aquecer mesmo). Adicione a mistura líquida ao reservado seco e mexa bem. Coloque para assar em uma forma grande no forno médio a 50° C por 30 minutos. Mexa a mistura na assadeira de vez em quando.

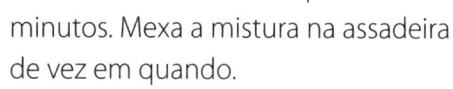

Valores nutricionais por porção
Calorias: 157kcal
Proteínas: 3,50g
Carboidratos: 9g
Lipídios: 12g
Fibras: 2,50g

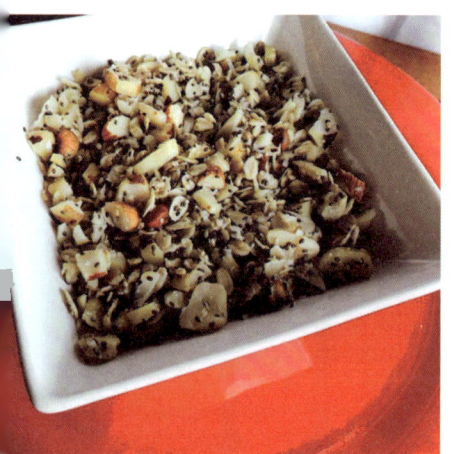

RECEITAS

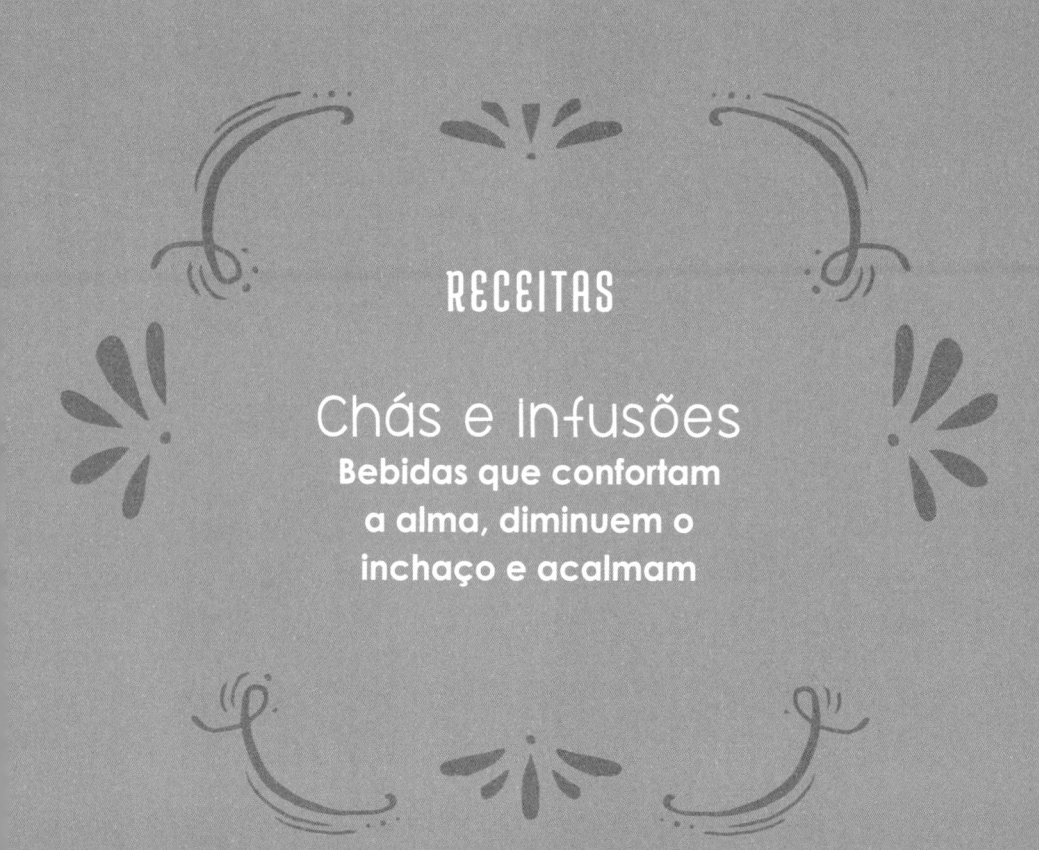

Chás e Infusões
Bebidas que confortam a alma, diminuem o inchaço e acalmam

52. Gengibre com cítricos

Rendimento: 1 porção

Ingredientes
1 colher de chá de gengibre ralado (fresco)
200 ml de água
1 colher de chá de suco de limão
1/2 colher de chá cheia de raspas de limão
1 colher de chá cheia de raspas de laranja

Modo de preparo
Ferva em fogo baixo as lascas de gengibre com as raspas de limão e de laranja por cerca de cinco minutos. Desligue o fogo e adicione gotas de limão. Coe e consuma a seguir.

Valores nutricionais por porção
Calorias: 22kcal
Proteínas: 0,50g
Carboidratos: 5g
Lipídios: 0,20g
Fibras: 1,30g

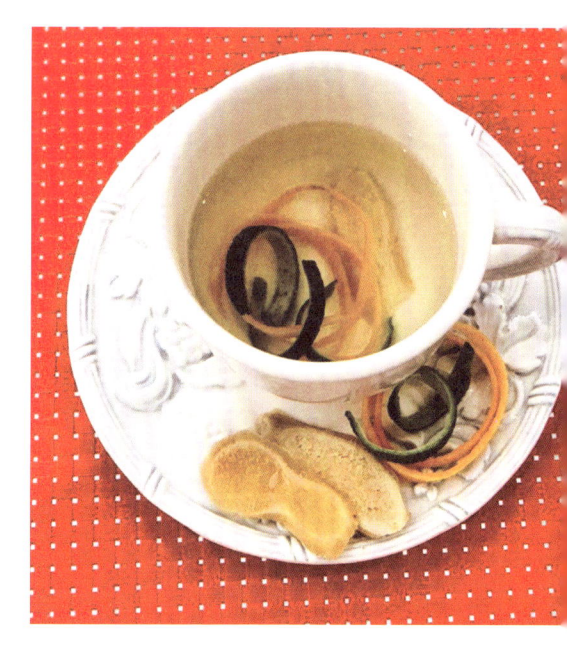

53. Maracujá com canela

Rendimento: 1 porção

Ingredientes
1 maracujá sem casca
1 unidade pequena de canela em pau
400 ml de água

Modo de preparo
Leve a água para ferver, adicione um pedaço da casca do maracujá e um pedacinho de canela em pau. Leve ao fogo baixo. Mantenha em fervura por dois minutos, depois acrescente a polpa do maracujá e mantenha no fogo baixo por mais dois minutos. Coe espremendo muito bem toda a polpa. Sirva em seguida.

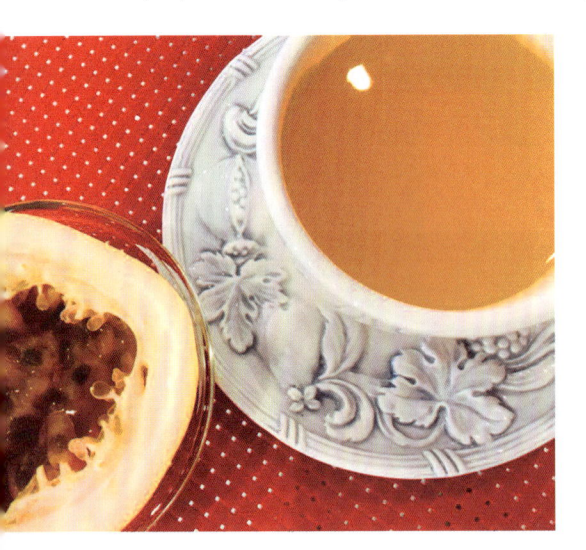

Valores nutricionais por porção
Calorias: 59kcal
Proteínas: 1,30g
Carboidratos: 11g
Lipídios: 1,30g
Fibras: 1g

54. Hibisco emagrecedor

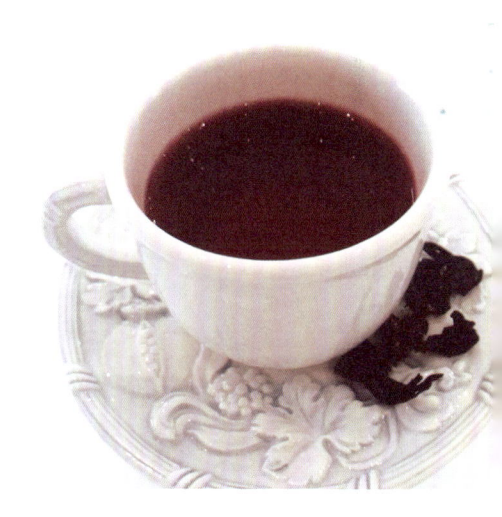

Rendimento: 1 porção

Ingredientes

1 colher de sobremesa de hibisco (seco)
1 laranja
1/2 unidade pequena de canela em pau
1 colher sobremesa de óleo de coco
200 ml de água

Modo de preparo

Acrescente a canela na água e leve para ferver. Após três minutos, acrescente a rodela de laranja (com casca) e mantenha por mais dois minutos. Desligue e acrescente o hibisco. Mantenha em infusão por mais três minutos. Coe somente as folhas de hibisco (mantendo a rodela de laranja e a canela) e adicione o óleo de coco. Sirva a seguir.

Valores nutricionais por porção
Calorias: 139kcal
Proteínas: 1.30g
Carboidratos: 18g
Lipídios: 7g
Fibras: 2.60g

55. Suchá diurético

Rendimento: 1 porção

Ingredientes
150 ml de chá de hibisco pronto
1/2 unidade de polpa de frutas vermelhas (congelada)

Modo de preparo
Faça o chá de hibisco e bata no liquidificador com a polpa de frutas vermelhas. Sirva a seguir.

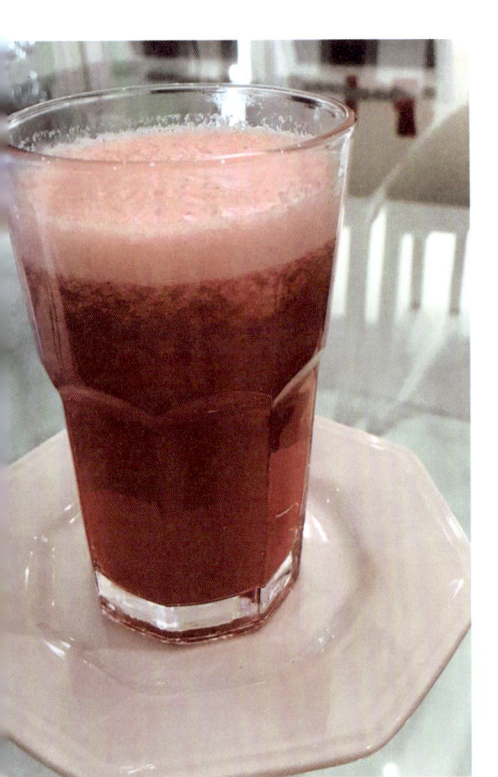

Valores nutricionais por porção
Calorias: 23kcal
Proteínas: 0g
Carboidratos: 5g
Lipídios: 0,50g
Fibras: 1,30

Nutricionistas responsáveis pelas receitas:
Roseli Lomele Rossi (CRN 2084)
e Juliana Rossi Di Croce (CRN 40228)

FONTE: Candara

#Novo Século nas redes sociais

www.gruponovoseculo.com.br